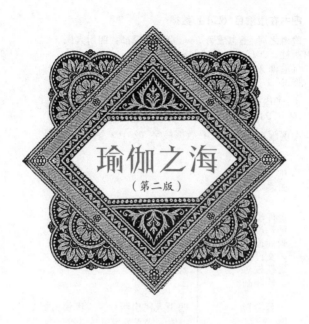

瑜伽之海

（第二版）

王志成 / 著

四川人民出版社

图书在版编目（CIP）数据

瑜伽之海/王志成著.—2版.—成都：四川人民
出版社，2016.10（2017.8重印）
（瑜伽文库）
ISBN 978-7-220-09923-6

Ⅰ.①瑜… Ⅱ.①王… Ⅲ.①瑜伽-基本知识
Ⅳ.①R793.51

中国版本图书馆CIP数据核字（2016）第216826号

YUJIA ZHIHAI
瑜伽之海
王志成 著

责任编辑	何朝霞
特约编辑	汪 澜
封面设计	肖 洁
内文设计	戴雨虹
责任校对	蓝 海
责任印制	王 俊
出版发行	四川人民出版社（成都槐树街2号）
网 址	http://www.scpph.com
E-mail	scrmcbs@sina.com
新浪微博	@四川人民出版社
微信公众号	四川人民出版社
发行部业务电话	（028）86259624 86259453
防盗版举报电话	（028）86259624
照 排	四川胜翔数码印务设计有限公司
印 刷	四川东江印务有限公司
成品尺寸	130mm×185mm
印 张	8.625
字 数	150千
版 次	2016年9月第2版
印 次	2017年8月第3次印刷
书 号	ISBN 978-7-220-09923-6
定 价	38.00元

“瑜伽文库”总序

古人云：关乎人文，化成天下。人之为人，其要旨皆在“文－化”也。

中华文明源远流长，含摄深广，在悠悠之历史长河，不断摄入其他文明的诸多资源，并将其融会贯通，从而返本开新、发闳扬光，所有异质元素，俱成为中华文明不可分割的组成部分。古有印度佛教文明的传入，并实现了中国化，成为华夏文明肢体的一个有机部分。近代以降，西学东渐，一俟传入，也同样融筑为我们文明的固有部分，唯其过程尚在持续之中。尤其是上世纪初，马克思主义传入中国，并迅速实现中国化，推进了中国社会的巨大变革……

任何一种文化的传入，最基础的工作就是该文化的经典文本之传入。因为不同文化往往是基于不同的语言，故文本传入就意味着文本的翻译。没有文本之翻译，文化的传入就难以为继，无法真正兑现为精神之力。佛教在中国的扎根，需要很多因缘，而前后持续近千年的佛经翻译具有特别重要的意义。没有佛经的翻译，佛教在中国的传播就几乎不可想象。

随着中国经济、文化之发展，随着中国全面参与到人类共同体之中，中国越来越需要了解更多的其他文化，需要一种与时俱进的文化心量与文化态度，这种态度必含有一种开放的历史态度、现实态度和面向未来的态度。

人们曾注意到，在公元前8—前2世纪，在地球不同区域都出现过人类智慧大爆发，这一时期通常被称为"轴心时代"。这一时期所形成的文明影响了之后人类社会2000余年，并继续影响着我们生活的方方面面。随着人文主义、新技术的发展，随着全球化的推进，人们开始意识到我们正进入"第二轴心时代"（the Second Axial Age）。但对于我们是否已经完全进入一个新的时代，学者们持有不同的意见。英国著名思想家凯伦·阿姆斯特朗（Karen Armstrong）认为，我们正进入第二轴心时代，但我们还没有形成第二轴心时代的价值观，我们还需要依赖第一轴心时代之精神遗产。全球化给我们带来诸多便利，但也带来很多矛盾和张力，甚至冲突。这些冲突一时难以化解，故此，我们还需要继续消化轴心时代的精神财富。在这一意义上，我们需要在新的处境下重新审视轴心文明丰富的精神遗产。此一行动，必是富有意义的，也是刻不容缓的。

在这一崭新的背景之下，我们从一个中国人的角度理解到：第一，中国古典时期的轴心文明，是地球上曾经出现的全球范围的轴心文明的一个有机组成部分；第二，历史上的轴心文明相对独立，缺乏彼此的互动与交融；第三，在全球化视域下不同文明之间的彼此互动与融合必会加强和加深；第四，第二轴心时代文明不可能凭空出现，而必具备历史之继承和发展性，并在诸文明的互动和交融中发生质的突破和提升。这种提升之结果，很可能就构成了第二轴心时代文明之重要资源与有机部分。

简言之，由于我们尚处在第二轴心文明的萌发期和创造期，一切都还显得幽暗和不确定。从中国人的角度看，我们可以来一次更大的觉醒，主动地为新文明的发展提供自己的劳作，贡献自己的理解。考虑到我们自身的特点，我们认为，极有必要继续引进和吸收印度正统的瑜伽文化和吠檀多典籍，并努力在引进的基础上，与中国固有的传统文化，甚至与尚在涌动之中的当下文化彼此互勘、参照和接轨，努力让印度的古老文化可以服务于中国当代的新文化建设，并最终可以服务于人类第二轴心时代文明之发展，此所谓"同归而殊途，一致而百虑"。基于这样朴素的认识，我们希望在这些方面做一些翻译、注释和研究工作，出版瑜伽文化和吠檀多典籍就是其中的一部分。这就是我们组织出版这套《瑜伽文库》的初衷。

　　由于我们经验不足，只能在实践中不断累积行动智慧，以慢慢推进这项工作。所以，我们希望得到社会各界和各方朋友的支持，并期待与各界朋友有不同形式的合作与互动。

"瑜伽文库"编委会

《瑜伽之海》第 2 版序言

瑜伽，一门古老而又常新的身心灵艺术。

瑜伽，从涓涓细流汇成了一条绵延不绝的长河，从远古奔涌而来。

瑜伽，这条长河与世界各个传统相遇、相交、相融，慢慢成了宏伟的瑜伽之海——壮观、美丽、包容、喜悦、平静、和谐、开放……

这瑜伽的海啊，包含着种种的可能。

我在这瑜伽之海中畅游，窥探她的美景，享受她的滋养，触摸她的喜悦，感知她的和谐，沉浸在她的开放和自由中。

这本小书，是我在瑜伽之海里畅游的点滴记录。

这次再版只修订了个别文字，愿您喜欢。

Namaskar!

王志成

2016 年 8 月 20 日

目　录

下 篇

自　序

Namaste!

曾经，我一个人在山里走，心中害怕。但自从手中有了一根结实的棍子，我再也不怕了。因为，这棍子让我对太多的不确定有了准备，给了我满满的独行的自信和力量。

曾经，我一个人害怕河水。但自从学会了游泳，我再也不怕了。因为，我已会游泳，这能力使我不再担心掉到水里被淹死。

瑜伽，就如那棍子，给了我们一种身心灵的自信、确定和力量。瑜伽，就如学会了游泳，让我们自由地行走在这世上，而不再害怕任何的不确定。瑜伽，给了我们自由，让我们身体更健康，心意更稳定，精神更超然。

读者面前的这本小书，是我在过去几年写成的部分文字。希望您喜欢。

因为这些文字是在不同时候写就的，它们可能会有某种程度上的交叉重叠。但读者可以放心的是，每一篇文章都是我用心写就的。其中，大部分文章也可以用来默想，更可以拿来实践。

　　这些文字并不只是我思辨的结果，它们也是我经验的结果，或者是经过思辨而被我的经验所认可的。我相信，这本小书是我瑜伽生命之菁华，值得您的关心、爱护和采撷。

　　在这个不确定的时代，寻求生命之根、稳固生命根基何其重要。在时间的长河中，我们很快就会消耗掉我们的那一份。我们要珍惜。

　　有人说，我喜欢你。其实，您喜欢的是通过文字传达的思想以及思想达到的意境，您喜欢的是通过那文字而来的生命之转变。

　　"瑜伽之海"是一个美好的名字。我不好说这些小小的文章就构成了瑜伽之海。我想表达的是，这些文章从不同角度、在不同程度上表达了瑜伽之海的意境。

　　我们每个人是这瑜伽大海中的一分子，我们都是神圣的存在。

　　是为序。

上篇

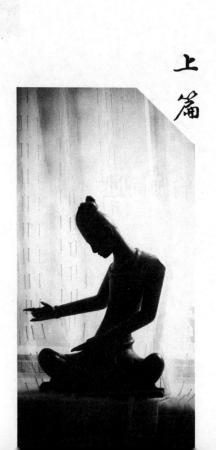

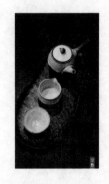

THE SEA OF YOGA 瑜伽简述

THE SEA OF YOGA
THE SEA OF YOGA

THE SEA OF YOGA

瑜伽简要沿革

2015 年 6 月 21 日，全球的瑜伽人迎来了自己的节日——世界瑜伽日。这一节日的确立，意味着瑜伽在全球化时代实现了真正意义上的全球化，瑜伽和普世之人有了共同联结的大平台。

在当今世界，瑜伽可以说已经是一个非常普遍的热词了，同时也十分明显，太多的人对瑜伽还存在着不少误解。随机采访一些人，问问他们什么是瑜伽，可能会得到惊人一致但也是意料之中的答案：瑜伽就是那些大大小小瑜伽馆中的体位练习。然而，瑜伽真的就是这些形体动作吗？答案显然是否定的。作为一种觉悟自我的文化传统和实践方式，瑜伽有其自身悠久的历史沿革。

大体上，瑜伽可以追溯到印度人信奉的三大主神之一希瓦①神。20 世纪初期的考古，发现了一枚公元前3000 年的神像印章，这尊神像呈现为现代瑜伽体位中最为常见的蝴蝶式或牧牛式，人们认为那就是瑜伽中的希瓦神。学界以及瑜伽界认为，这可能是人类最早的瑜伽

---

① 学界一般翻译成湿婆，瑜伽界多翻译成希瓦。希瓦一词更接近原文发音。

痕迹。如此，我们可以说，瑜伽的历史已超过了5000 年。

瑜伽，其梵文为 Yoga，在语源学上起源于梵文动词词根 yuj，意思是"结合""驾驭"。在梵文中，瑜伽含义广泛，有"联结""合作""苦行""控制心意""分离"等等意思。大致上，有两个意思值得特别关注：分离和联结。这两个意思基本蕴含了瑜伽的两大传统：一是帕坦伽利（Patanjali）瑜伽传统，一是吠檀多（Vedanta）瑜伽传统。

帕坦伽利瑜伽传统，其哲学基础是数论哲学，其经典就是著名的《瑜伽经》[①]。数论哲学在本质上是二元论的。数论哲学认为，在本质上，普鲁沙（Purusa，即原人，真我）和原质（Prakrti，即自然）是分离的。但是，普鲁沙错误地把自己（真我）认同为原质（自然）。也就是说，根据帕坦伽利，在本质上，目击者（真我）和目击对象（自然）是分离的，但是，目击者（真我自身）却错误地把自己（真我）认同为目击对象。所以在他这里，瑜伽可以被称为 *viyoga*（分离）。为了达到这一目标，帕坦伽利提供了他在《瑜伽经》里倡导的瑜伽八支法——禁制、劝制、坐法、调息、制感、专注、冥

---

① 参见斯瓦米·帕拉瓦南达、克里斯多夫·伊舍伍德著，王志成、杨柳译：《现在开始讲解瑜伽：〈瑜伽经〉权威阐释》，成都：四川人民出版社，2010 年第二版。

想和三摩地。①

　　但是，人们所普遍理解和接受的瑜伽，并不是帕坦伽利所主张的观点，而是吠檀多哲学的观点，即"瑜伽是联结"。根据吠檀多哲学，瑜伽就是个体自我与至上意识的联结。历史上，瑜伽作为"联结"这一理解占据上风，这是因为，吠檀多哲学在印度历史上占据上风。根据巴迦南达（Swami Bhajanananda）的理解，在历史上，帕坦伽利瑜伽所依托的哲学并不持久。在印度正统六派哲学中，真正留下来并继续发展的只有一派，也就是吠檀多哲学。所以，瑜伽作为联结的理解成为普遍的看法并不奇怪。

　　吠檀多瑜伽传统建基于吠檀多不二论哲学。根据主流的商羯罗（Shankara）的吠檀多不二论哲学，个体自我（jiva，个体灵魂，吉瓦）就是宇宙大我——梵（Brahman），梵就是一切，自然（现象或对象）都是梵的显现。通过瑜伽这一途径，人们就会明白个体自我的真相，使得个体自我和宇宙大我（梵）联结合一，即梵我合一。商羯罗的吠檀多不二论是一元论哲学，其基本主张就是没有世界（非恒久的现象）、只有梵（恒久，真，实在）。通过瑜伽，我们"不纯的"个体灵魂可以得到净化，并觉知到我们的个体自我就是阿特曼（真我），而阿特曼就是大我（梵）。通过瑜伽、通过聆听真

────────────

　　①　参见《瑜伽经》第二章第 29 节。

理、学习经典、冥想真理、实践真理，最终达到梵我合
一。吠檀多是一个巨大的文化传统，具有强大的自我吸
收和消化能力。在实践上，吠檀多瑜伽传统发展出了行
动瑜伽、虔信瑜伽和智慧瑜伽等不同的形式。到了近
代，著名的哲学家、瑜伽大师辨喜则在吠檀多瑜伽传统
中发展出另一条成熟的瑜伽道路——胜王瑜伽。

瑜伽的发展大致可以分为前古典时期、古典时期、
后古典时期、近现代时期和当代。

在前古典时期，确切的文献极其有限。据说，那时
的瑜伽主要是静坐、冥想及苦行。

在古典时期，大概从公元前 1500 年到奥义书以及
随后出现的《薄伽梵歌》时期，这一阶段基本上完成了
瑜伽和吠檀多道路的结合。

大约在公元前 300 年到公元 300 年间，出现了帕坦
伽利的《瑜伽经》。瑜伽派是印度正统六派哲学之一，
提供了完整的瑜伽修行法门。作为修行之道，在这一阶
段，瑜伽呈现出多元发展的现象。

在后古典时期，坦特罗瑜伽（即密教）得到了发
展，出现了最为重要的经典，即哈达瑜伽（Hatha Yo-
ga）最重要的经典——斯瓦特玛拉摩（Svatmarama）的
《哈达瑜伽之光》①。在这之前发展的瑜伽具有明显的、

---

① 中文版参见斯瓦特玛拉摩著，G. S. 萨海、苏尼尔·夏尔马英译并注释，王志成、灵海译：《哈达瑜伽之光》，成都：四川人民出版社，2015 年第二版。

强烈的出世主义倾向，但这一时期的瑜伽，开始关注我们周围的世界，在出世和入世之间达成了某种平衡，对身体和感性对象不再持有强烈的否定性态度。

近现代时期，瑜伽开始不断得到发展和复兴。这一阶段，出现了不少瑜伽大师，其中室利·罗摩克里希那（Sri Ramakrishna）对复兴瑜伽传统发挥了极为重要的作用。他的弟子——著名的辨喜（Swami Vivekananda），则将瑜伽传播到了西方，并引起了巨大反响。这对瑜伽在西方的流行极为重要。但辨喜的瑜伽（胜王瑜伽）基本上属于智慧瑜伽传统，与现当代人们最为熟悉的哈达瑜伽相距甚远。

对现代瑜伽作出重要贡献的瑜伽大师主要包括：斯瓦米·希瓦南达（Swami Sivananda，阿育吠陀与瑜伽结合）、帕拉宏撒·尤迦南达（Paramhansa Yogananda，瑜伽神秘主义）、斯瓦米·库瓦雷阳南达（Swami Kuvalayananda，开拓科学瑜伽）、斯瓦米·拉玛（Swami Rama，瑜伽和科学实验相结合）、斯瓦米·兰德福（Swami Ramdev，呼吸瑜伽治疗）。对现代哈达瑜伽具有根本性影响的人物应该是克里希那玛查亚（Tirumalai Krishnamacharya）。正是因为在 20 世纪 30 年代的持续努力，他带出了四位非常著名的瑜伽大师：帕塔比·乔伊斯（Sri Krishna Pattabhi Jois，阿斯汤加瑜伽创始人）、B. K. S. 艾扬格（B. K. S. Iyengar，艾扬格瑜伽创始人）、英蒂拉·德菲（Indra Devi）以及 T. K. V. 德斯卡查尔（T. K. V. Desikachar）。在哈达瑜伽从印度走向西方、从西方走向全世界的进程中，这些瑜伽大师起到了相当巨大的作用，并且他们的影响仍在持续。

在他们所发扬的瑜伽之基础上，结合人类个体的不同特点和个性化的要求，应用性的瑜伽在现代得到了创造性的发展。大部分应用性的瑜伽是哈达瑜伽传统的变形，例如热瑜伽、孕妇瑜伽、空中瑜伽、舞蹈瑜伽等等。

伴随着瑜伽在全球范围的扩展和发展，瑜伽在中国也得到了极大的发展，并有不少瑜伽人结合中国传统，发展出本土化的瑜伽，例如太极瑜伽。当下，瑜伽的中国化开始为中国瑜伽界所关注。

由于瑜伽在全世界的流行和发展，2014年9月27日，印度总理莫迪先生在联合国总部提议设立"国际瑜伽日"。他说，瑜伽是古代印度传统传下的一件无价之宝，体现了"精神与身体、思想与行动、克制与满足、人类与自然"的和谐统一，是对健康与幸福的一种全面认识。"练习瑜伽不只是为了锻炼身体，也是为了寻求天人合一。"联合国接受了莫迪先生的倡议，联合国大会通过决议案正式宣告，每年的6月21日为国际瑜伽日。

2015年是国际瑜伽日的起始年。我把2015年视为瑜伽全球化的新起点，象征了当代瑜伽发展的一个开端。在这一新的起点上，瑜伽的发源地印度、瑜伽广泛流行的西方、瑜伽中国化中的中国，都将会为现代瑜伽作出贡献。可以预见的是，从这一新的起点开始，古老的瑜伽将会真正脱离它的地方性、单一的文化性，而真正进入一个瑜伽的新时代。

瑜伽类型学

前面，我们提到瑜伽的两大类型，即帕坦伽利瑜伽和吠檀多瑜伽。在某种意义上我们可以从不同角度谈论各种类型的瑜伽。例如，费尔斯坦（Georg Feuerstein）提出瑜伽主要有：胜王瑜伽、智慧瑜伽、行动瑜伽、虔信瑜伽、坦陀罗瑜伽、曼陀罗瑜伽、哈达瑜伽。我们这里从哲学的角度谈论三大类瑜伽：帕坦伽利瑜伽、吠檀多瑜伽和哈达瑜伽。

以帕坦伽利《瑜伽经》为代表的帕坦伽利瑜伽，其理论基础是数论瑜伽（Samkhya Yoga），它强调普鲁沙（原人、真我）和原质（自然，能量）之间的分离，所以在帕坦伽利这里，"瑜伽"不是"联结"之意而是"分离"。可以说这是一种"分离瑜伽"。

以吠檀多不二论哲学为理论基础的吠檀多瑜伽，强调个体自我与至上自我之间的"联结"，强调"梵我合一"。在此，瑜伽的基本意思是"联结"，是个体灵魂与永恒之梵的合一。可以说这是一种"联结瑜伽"。

哈达瑜伽，其理论基础主要是吠檀多哲学，但又不限于吠檀多哲学。它强调能量以及能量的唤醒，取消物质与精神的对立，可以说是"能量融合瑜伽"。这种瑜伽与数论瑜伽（帕坦伽利瑜伽）的分离瑜伽距离比较远，与吠檀多的联结瑜伽更亲近，或者也可以说，这种瑜伽是对吠檀多瑜伽的实践，比一般说的吠檀多哲学实践更加具有可操作性和可见性。所以，可以把这种能量融合瑜伽归为第三类瑜伽。

这里所谈论的哈达瑜伽属于传统哈达瑜伽。20世纪哈达瑜伽发生了变化，传统哈达瑜伽发展成了当代哈达瑜伽——从解脱中心的瑜伽变成了身体中心的瑜伽。但当代哈达瑜伽和传统哈达瑜伽依然具有亲缘关系。

这三大类瑜伽只是某种方便的分法。在本质上，瑜伽是整体性的。无论是帕坦伽利的"分离瑜伽"，还是吠檀多的"联结瑜伽"或哈达的"能量融合瑜伽"等，都有着共同或相似的终极目的——控制心意，不执欲望，生命觉醒，认识真我，最终获得自由（或解脱）。它们都有基本的道德或行为伦理上的要求——即禁制和劝制。在方法上，体位法、调息法、冥想法、分辨等，在这几大类瑜伽中都可以实践，只是各自侧重不同而已。

哈达瑜伽简述

当今人们谈论的瑜伽往往比较刻板，瑜伽就是那些体位，练习体位就是练习瑜伽。不难发现，人们脑子里的瑜伽就是哈达瑜伽（Hatha Yoga，也译为哈他瑜伽、诃陀瑜伽、赫特瑜伽等）。瑜伽之所以能在全球传播，有很多原因。但其中，最为显著的原因是哈达瑜伽的流行，尤其是哈达瑜伽对身体的关注。然而，在瑜伽家族里，哈达瑜伽只是其中的一员。

如今，人们最为关注的瑜伽大多属于哈达瑜伽体系。其中重要的流派有：（传统）哈达瑜伽、艾扬格瑜伽、阿斯汤加瑜伽、阿奴萨拉瑜伽、流瑜伽、热瑜伽、力量瑜伽、阴瑜伽等。

大概在第9或第10世纪，在印度出现了一个派别叫纳塔派（Natha），这个小小的瑜伽宗派极为强调身体。哈达瑜伽主要归于纳塔派的发展。

大概在14—16世纪之间，出现了哈达瑜伽最为经典的著作《哈达瑜伽之光》。在这部重要的哈达瑜伽经典中，作者斯瓦特拉玛摩把哈达瑜伽分为四个部分，即四支，它们分别是：体位法、调息法、身印和三摩地。它强调了哈达瑜伽与传统上的瑜伽，尤其是胜王瑜伽的目标是一样的。哈达瑜伽强调它是"通过身体"的瑜伽，而非"为了身体"的瑜伽。尽管传统的哈达瑜伽强调身体的锻炼，但它关注的目标或瑜伽的目的始终是三摩地。然而，经过近代瑜伽的"变革"和"西化"，哈达瑜伽在现代发生了"蜕变"，从追求三摩地这一瑜伽终极目标的瑜伽，转变成了主要只是关注身体健康本身的瑜伽。

哈达瑜伽，其理论基础主要是吠檀多哲学，但又不限于吠檀多哲学。它强调能量以及能量的唤醒，取消物质与精神的对立，可以说是"能量融合瑜伽"。这种瑜伽与数论瑜伽（帕坦伽利瑜伽）的分离瑜伽关系比较远，与吠檀多的联结瑜伽更亲近，或者也可以说，这种瑜伽是对吠檀多瑜伽的实践，比一般说的吠檀多哲学实践更加具有可操作性和可见性。在哈达瑜伽中，昆达里尼得以重视，以至于独立发展成为昆达里尼瑜伽。昆达里尼瑜伽在密教中也得到重视。有时，哈达瑜伽和密教瑜伽统称为昆达里尼瑜伽。[①]

哈达瑜伽是一门以人的身体为载体并以身体为探索和实践对象的伟大艺术。它包含对人这个小宇宙的认识，涉及人的能量（肌肉、骨骼、消化、呼吸、神经等）系统，并把归宿落实到瑜伽的最高目标——三摩地

---

① Swami Tyagananda, *Walking the Walk：A Karma Yoga Manual*，Chennai：Sri Ramakrishna Math Printing Press，2013，pp. 5－9.

（Samadhi），从而获得自由或解脱。

传统的哈达瑜伽是一种**通过身体**的瑜伽。对于哈达瑜伽来说，身体并不是阻碍我们获得自由的一个对象，相反，哈达瑜伽把身体视为圣殿，视为我们生命觉醒的载体，视为我们走向自由的场所。圣殿需要爱护，需要洁净，需要庄严，也需要美丽。我们这个肉身圣殿不是我们觉醒的障碍，而是难得的宝地。佛家有言：人身难得。人身难得，首先就是这肉身难得。

哈达瑜伽对生命健康的理解是完整的，并且遵循"身—心—灵"这一逻辑路径。《哈达瑜伽之光》开篇谈的就是体位法，这就表明了肉身健康是重要的。除了对体位的关注之外，哈达瑜伽更加关注调息，因为调息直接关涉到我们的精身，尤其是我们身体的能量鞘。事实上，调息是联结粗身鞘和心意鞘的中介，调息成功，可以让我们身心喜悦，成就哈达瑜伽，最后会达到这样的效果："身体细长，面容发光，内在声音清晰，眼清目明，身体健康，月亮渗出的甘露得到控制，胃火增加，经脉纯净。"（《哈达瑜伽之光》2：78）

传统哈达瑜伽的理论基础涉及吠檀多哲学，涉及"梵我合一"。但是，哈达瑜伽与密教或坦特罗关系也很密切。这种思潮的源头要追溯到吠陀经和奥义书。事实上，这样的思潮特别关注人的能量问题和宇宙的能量问题。根据吠檀多不二论，能量是摩耶。吠檀多重点关注生命的觉醒和解脱这个主题，而对于摩耶问题及其实践似乎重视不够。坦特罗和哈达瑜伽十分重视摩耶本身，重视绝对意识（希瓦）和萨克蒂（Sakti，能量）的合一。它并不排斥萨克蒂，而是重视希瓦和萨克蒂的结合，并通过这种结合实现梵我合一这一终极目标。

包含着体位法、调息法、身印、三摩地等主要内容的哈达瑜伽，涉及基本的三脉七轮、五鞘、三身等。它与昆达里尼瑜伽关系密切，我们也可以把《哈达瑜伽之光》视为昆达里尼瑜伽的经典。根据哈达瑜伽，我们拥有潜在的能量（Kundalini，灵能，昆达里尼），处于海底轮。一般情况下，它是沉睡的。人要觉醒，要获得自由，就需要唤醒这个灵能（昆达里尼），让它与至上意识（希瓦）在眉心轮结合。只有灵能被唤醒、被提升，人才能摆脱过往业的束缚，并使得心意眉间轮消融，从而达到最终的三摩地状态。

大体上概括起来，我们可以这样理解哈达瑜伽关注的主要内容：

一是哈达瑜伽体位法。根据《格兰达本集》（The Gheranda Samhita，2：1），体位的数量就跟动物物种的数量一样多。希瓦传授了八万四千种体位，其中八十四种被瑜伽士认为是最重要的。《哈达瑜伽之光》（1：33）则声称，希瓦只传授过八十四种体位法，并且认为，在所有体位中，最好的体位是至善坐（siddhasana）。见"至善坐"图。

二是哈达瑜伽调息法。首先是各种净化法，常用的

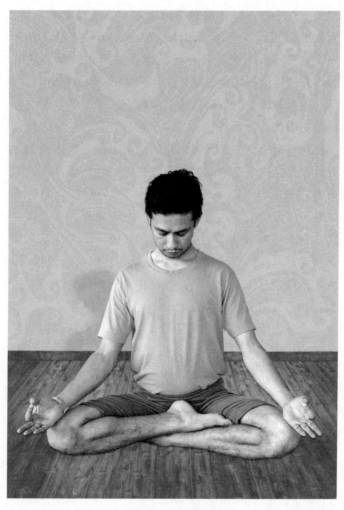

至善坐（siddhasana）

有六种，即上腹腔洁净法、大肠洁净法、鼻腔洁净法、凝视法、腹腔旋转法和头颅清明法；其次是八种住气法，即太阳脉贯穿法、乌加伊住气法（喉式住气法）、嘶声住气法、清凉住气法、风箱式住气法、嗡声住气法、眩晕住气法和漂浮住气法。通常认为，在所有的调息法或住气法中，经脉净化调息法胜于所有其他住气法，因为这一方法具有上述所有方法的综合效果，而其他住气法只产生单一的效果。（参见《瑞哈夏瑜伽》4：103—104）

三是哈达瑜伽身印。《哈达瑜伽之光》提出了十大身印，即：大身印（大契合法）、大收束法（大锁印）、大穿透印（大击印）、逆舌身印、收腹收束法（脐锁）、会阴收束法（根锁）、收额收束法（扣胸锁印）、逆作身印（倒箭式身印）、金刚力身印和萨克蒂身印。[1]

四是哈达瑜伽的谛听秘音。这是哈达瑜伽修持比较高的境界。在不同的瑜伽状态下会出现不同的内音，通过谛听（专注于）这样的秘音，可以让心意消融于中脉，并最终达到三摩地之境。当然，在三摩地的最高境界，没有任何密音。[2]

五是曼陀罗。曼陀罗瑜伽得到了独立的发展，最终

---

[1] 具体细节，参考四川人民出版社出版的《哈达瑜伽之光》第三章。

[2] 具体细节，参考四川人民出版社出版的《哈达瑜伽之光》第三四章。

出现了曼陀罗瑜伽一支。

六是脉轮瑜伽。由于对脉轮有了极其深入的探讨和发展，最终发展出脉轮瑜伽一支。

七是央陀罗瑜伽。通过一些特定图像及其象征进行心意的习练，最终也发展出央陀罗瑜伽。具有悠久历史传承的央陀罗瑜伽，也包含了很多体位法、调息法等。

传统哈达瑜伽是通过身体的瑜伽，这是毫无疑问的。但应该强调的是，哈达瑜伽是一种整体主义的瑜伽。我们可以看到，哈达瑜伽的习练者可以构成一个金字塔结构。大部分练习者主要习练身体，处于塔的下端。只有少数人习练更彻底的哈达瑜伽，他们在塔的中上端。当然，不同人的习练也并不是固定的，而是流动的。

在当代，哈达瑜伽得到了更大更快的发展。首先，哈达瑜伽的体位更加专业化；其次，现代哈达瑜伽体位吸收了现代解剖学、医学、运动生理学等学科发展的成果。这是哈达瑜伽的科学"进步"。但同时，现代哈达瑜伽对于传统的哈达瑜伽的"觉醒"、"三摩地"的关注远远不够，甚至仅仅关注人的"身体"本身，从而从原来的"通过身体的瑜伽"变成了现在的"为了身体的瑜伽"。可以说，当代哈达瑜伽并不完整。不过，人的需求层面不同，也不固定，甚至某人在不同的瑜伽修习阶段，其需求也不一样。我们应该容许哈达瑜伽的习练者处于不同的层面，就如追求佛法的人可以有并且必然有不同的层面一样。

　　对于哈达瑜伽的未来，还不能用绝对的语言来概述。但在新的历史处境中，或许传统哈达瑜伽有关"觉醒""三摩地"的观念需要找到新的表达形式。

唱诵瑜伽简述

唱诵瑜伽（Japa Yoga），是曼陀罗瑜伽的一种方式，属于虔信瑜伽的一种生动表达。唱诵瑜伽，尽管拥有其哲理深刻，但因为其实践形式的简单和简便，更因为其唱诵的音乐性和表演性等特点，而受到大众的欢迎和喜爱。

但是，唱诵瑜伽并不是简单的唱诵，更不是娱乐性的表演。其本身具有深刻的内涵。在《薄伽梵歌》中，克里希那教导说，我是吠陀中的神圣音节"唵（OM）"，我是以太中的声音。

除了其具有的深刻哲理，唱诵这一实践形式本身，也比较容易培养我们的专注力，训练我们的呼吸，扩展我们的能量意识，净化心意，提升生命。如若没有这些前提意识，唱诵就会流于形式化的表演。

唱诵主要有三种方法：一是大声唱诵（Vachika Japa），一是轻声唱诵（Upangshu Japa），一是静默念诵（Manasa Japa）。大声唱诵很容易理解，就是大声地唱诵。轻声唱诵不同于大声唱诵，轻声唱诵者在唱诵时也有嘴唇和舌头唱诵的动作，但其唱声唯有唱诵者自己听见。静默念诵，顾名思义就是默诵，也就是唱颂者在自己内心默念某个神圣的音节或某个曼陀罗。希瓦南达（Swami

Sivananda）认为，内心的唱诵甚至比发声的更重要。

至于唱诵的内容，一般来说，我们需要根据自己的需要或机缘来选择并固定某一个曼陀罗。有人认为，他所唱诵的某个曼陀罗是唯一的，拥有最强大的力量。但希瓦南达认为，主要的曼陀罗形式有着同等的效果，而并非某个曼陀罗才是最好的。这就如曼陀罗中的多元论，我们不是肯定某个曼陀罗是最好的、唯一有效的，我们肯定多个曼陀罗的同等有效性。

我们可以根据我们自身的需求来唱诵，我们可以独自唱诵，也可以集体唱诵；可以连续性唱诵，也可以分散性唱诵；可以感性化、庸俗化唱诵，更可以灵性化唱诵；可以安静唱诵，也可以非安静唱诵；可以艺术化唱诵，也可以民俗化唱诵。这并没有固定的唱法，选择某一种方式要以达到相应的效果为准。

根据自己的实际情况，每个瑜伽实践者都可以将曼陀罗的实践和其他瑜伽形式结合起来，唱诵曼陀罗，敬畏自然和神灵，服务导师和大众，履职尽责的行动瑜伽，分辨真伪自我的智慧，研阅经典，把一切行动的果实归于至上的不执，实践纯真，等等，使得瑜伽真正成为我们的一种生活方式。

如果读者有兴趣，可以参考采用某个曼陀罗来实践。例如，Hari Om；Hare Rama；Om；Hari Rama；Hari Om Tat Sat；Om Tat Tvam Asi；Om Soham；OM Namah Shivaya；Om Ananda 等等。

克里亚瑜伽简述

苦行、研读、敬神（冥想、顺从、爱）是瑜伽的
起步。

——《瑜伽经》第2章1节

Kriya，意思是"行动"，是一种带有程序或仪式的
行动。例如，苦行就是为了达成自我觉悟或解脱而忍受
酷热、并带有强烈自我献祭特征的一种行动。帕坦伽利
在他的《瑜伽经》中，把克里亚瑜伽（Kriya Yoga）定
义为综合了苦行（tapas）、研读（svadhyaya）、敬神
（ishvara-pranidhana）的一种瑜伽实践。

克里亚瑜伽可以涵盖瑜伽的宏大图像。

简单地说，苦行针对粗身，研读针对精身，敬神针
对因果身。从隐喻上说，粗身对应梵的存在维度，精身
对应梵的意识维度，因果身对应梵的喜乐维度。

苦行的含义很广，根据数论哲学的三德理论，苦行
可以分愚昧型、激情型和善良型。在帕坦伽利那里，苦
行当然是属于善良型。我们习练体位就是一种苦行，而
我们保持沉默也是一种苦行。在苦行中，调息被视为是
最基本的一种。调息可以帮助我们平稳心意，可以消除

我们的罪恶。

研读（经典）可以处理精身难题。经典是古代瑜伽士经过长期实践总结出来的实践指导，通过不断研究阅读和分析理解，可以消除我们的瑜伽习练中的种种思想障碍。瑜伽经典各种各样，研读哪部经典取决于人们的选择。不同的瑜伽经典，有不同的指导。但传统瑜伽对我们瑜伽的指导本质上是统一的，都是为了认识自我、获得自由或解脱。研究瑜伽经典，彻底理解之，心意会发生根本的转变，也就是达到一种私我的转变，让私我走向大我，或从原质和原人的混合状态达到彼此分离之境。有效地研读经典，可以通过朗读、背诵、默写、记忆、交流、比较研究、默想反思等方式进行。

然而，对于根本性的问题，对于身心的终极安顿问题，我们需要把自己归于至上者——这是敬神的本质含义。这个至上者是天、道、梵、自在天、上帝等等，但需要注意的是，这个至上者可以是非人格的（无德之梵、道、天等等），也可以是人格化的至上神（有德之梵、自在天、上帝等等）。我们通过与这个至上者联结，臣服于这个至上者，也就是把我们所有的担子都安置在这个至上者那里，这样我们就轻省了，一切就都有了归宿。至上者是我们唯一的依靠，是我们解决根本问题的最后港湾，是我们私我消融的最后能量场，是化解一切困境的最后出路，是光之光，火之火。一个人对至上者的臣服就是一种伟大的德行，一种智慧和喜乐的德行。

帕坦伽利在《瑜伽经》里谈到的这种克里亚瑜伽，被视为是瑜伽的起步。不过，需要注意的是，在现代，克里亚瑜伽却有另外的解读。阅读尤伽南达的《一个瑜伽行者的自传》可以知道，在他这里以及他所在的传统中，"克里亚瑜伽"是一个完整的、独立的瑜伽习练系统。他的这个系统认为，他的方法并不困难，也无须苦行，既适合于居士，也适合于出家人。他的这种瑜伽从传统的行动瑜伽、智慧瑜伽和虔信瑜伽中汲取营养，教导所有的行动都通过内在的灵魂来完成。对内在灵魂之力量的持续意识可以将一切转化成崇拜。这种瑜伽强调心意和呼吸之间的密切关系：呼吸影响心意，反之亦然。

所以，我们在谈论克里亚瑜伽的时候，主要是在谈论帕坦伽利的克里亚瑜伽。但读者也需要知道现代发展出来的系统的克里亚瑜伽。

七轮瑜伽简述

传统上说我们每个人身上有 88000 个脉轮，但重要的有 40 个，而最最重要的是 7 个脉轮，它们分别是：根轮（Muladhara Chakra，海底轮）、生殖轮（Swadhisthana Chakra）、脐轮（Manipura Chakra）、心轮（Anahata Chakra）、喉轮（Vissudha Chakra）、额轮（Ajna Chakra，眉间轮）和顶轮（Sahasrara Chakra）。另外，我们还可以加上一个与人体分离的原脉轮，即圣轮（Holy Chakra）。

七轮在哪里？在能量鞘上，处于人体五鞘的第二层。有人认为，七轮在粗身鞘上，这是不太准确的。当然，如果我们把人体的全部看成是一个整体的粗身鞘，这样广义地说七轮在粗身鞘上也没有什么大问题。然而，尽管七轮处在第二层能量鞘（pranamayakosa）上，但它与第一层粗身鞘（annamayakosa）直接有关，也与第三层心意鞘（manomayakosa）直接有关。呼吸将粗身鞘、能量鞘和心意鞘联结了起来（参见《哈达瑜伽之光》）。

通常我们可以看到，七轮的形象是颜色不同的莲花，红色，蓝色，紫色等等，四瓣莲花，八瓣莲花等等。它们是什么？它们是经络聚合处，它们可以被理解为是能量聚集、收集、转化和传送中心。之所以用不同的颜色、不同的花瓣数目来形象地表达这些重要的脉轮，除了是因为表达这些脉轮能量的不同频率和强度外，还因为我们修行的便利，对于绝大多数瑜伽修习者来说，冥想无形之物非常困难，而借助有形之物进行瑜伽实践则相对方便。

脉轮修持非常重要，因为它们是生命能量流通中的重要节点。粗身鞘的物理性伤害会影响脉轮，而心意鞘中的心理性问题同样可以直接影响脉轮的正常功能。所以，哈达瑜伽非常重视我们的粗身。瑜伽也一样重视心意鞘，因为心意的变化直接影响能量鞘的运作。

下面，我们简要地介绍这主要的七轮。（见"人体脉轮图"）

第一是根轮（海底轮），是根，是土。此轮是基础，给我们稳定和可靠性。

第二是生殖轮，是水，是喜。关心、抚摸、情绪协调和接纳、爱（这里包含了爱人或爱侣之间的性滋养），可以促进彼此的联结，对于安抚身心具有重大的作用。

第三是脐轮，是火，是能量的启动和转化。婴儿靠着这脐轮来接受来自母体的供养。此轮对我们提供能量的协助具有重要的作用。有人本身能量充足，即身体非常健康，那么如果给他或她提供精神的能量，就能促进他或她从第三轮向第四轮的发展。然而，有人此轮能量较低，只能被动接受他方能量的输入，这样同样可以给

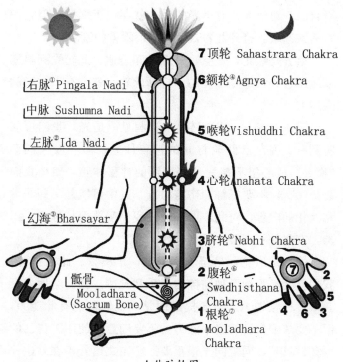

人体脉轮图

①又称太阳脉。②又称月脉。③又称空。④又称眉间轮。
⑤又称太阳轮。 ⑥又称生殖轮。⑦又称海底轮。

输入方带来和谐。接纳不仅为接纳方带来很好的效果，对给予方同样有意义。尊重非常重要。

第四是心轮，是爱，是风。此轮培养的大爱，可以感化自己和他人。尊重的爱，是一种和谐的力量，是一种喜乐的力量。爱的源头是阿南达（喜乐，ananda），对自己、对他人、对世界的爱，就存在于那里，但它们容易被遮蔽。打开此轮，就可以消除爱的遮蔽。

第五是喉轮，是空，是振动和表达。此轮受到阻塞或运用过头，都是不好的。打开此轮，就会有天才般的表达力。

第六是额轮（眉间轮），是洞见，是光。我们可能听到有人说自己此轮打开的神秘体验，但一般人们会"嘲笑"或心里不接受这些所谓的神秘体验，然而我们需要倾听，不要抵触和伤害对方。其中可能是一些非常私人化的内容，对此，更多时候我们需要保持尊重。当然，有些并不真实，只是一种"见"。

第七是顶轮，是至上，是梵，是奥秘。此轮打开，我们就会经验到一种纯粹的喜乐和觉醒。我们对他人可获得一种觉知力。需要提醒的是，我们可能有此能力，但不要炫耀自己的这一能力。不要随意"使用"自己的"超级意识"，同尘同光很重要。宇宙之道并不在外，并不单独存在。道在现象中。觉知者，知道自己是目击者，但他或她同时也在现象中。用中国哲学的语言来说，就是道器不二。

脉轮修持运用的基本思路是，根据每个脉轮的特征，相应地提供服务或接受相应的服务。充分肯定，而不排斥任何一个脉轮。不同脉轮达成平衡，能量流动没有阻碍。但是，重要的是，修习脉轮瑜伽不仅必须要有科学的理论指导，还必须要有专业教练的专业实践指导。

能量的流动

瑜伽是个庞大的传统，包含了不同的亚传统。我们谈到了数论瑜伽传统、吠檀多瑜伽传统。在这两者之间，还有其他的传统，如《奥义书》强调的生命能量传统。这个传统在数论传统和吠檀多传统中没有得到更多的发展，却在诸如希瓦圣典派、昆达里尼瑜伽传统中得到了充分发展。

我们拥有充沛的生命能量。在某种意义上我们可以说，生命能量就是梵或梵的显现。我们的生命具有绝对意识的特点，也具有能量的特点。绝对意识没有形式，是不可见的。但能量可以显现，并且能量一直在流动。宇宙中的具体对象是不显现和显现的合一体。在希瓦传统中，就是希瓦（Siva）和萨克蒂（Sakti）的合一。希瓦代表的是父亲，代表的是绝对意识，代表的是种子。萨克蒂代表的是母亲，是能量源，是变幻，是创造。只有希瓦和萨克蒂合一才能达成创造、臻达圆满。

根据这一传统，希瓦在上，萨克蒂在下。希瓦需要朝下的运动，也就是具象化的过程，它会越来越具有形式，越来越厚重，最后成了物质体。这个下降的过程也是一个喜乐的过程。而萨克蒂在下，它不断朝上发展，流动，这个过程是虚化的过程，也是净化的过程，最后会成为纯粹的意识，会精神化。我们既不能仅仅停留在希瓦状态，我们需要下降；我们也不能仅仅停留在萨克蒂状态，我们需要上升。下降和上升合一（最终的合一之地是眉间轮）之时，就是个体大成就之时。这一传统显然有别于一般人所说的数论和吠檀多。（关于数论哲学，可以参考《数论颂》，关于吠檀多哲学，可以参考《潘查达西》[①]）

这一传统模式，也可以用来指导人们的瑜伽实践，但需要在合适的导师指导下，并且需要更多的哲学背景和瑜伽精神，否则没有任何意义。在我们的日常性中，神圣与世俗的合一，是在喜乐与解脱中达成一体的自在和圆满的过程。这一过程，也是能量流动的过程，是生命大圆满的过程。

为什么这一模式需要更多的哲学和瑜伽精神？这是因为，如果我们没有得到更好的净化，就不能唤醒向上、向下的能量，就不能达成希瓦和萨克蒂的合一。要真正唤醒能量，就需要净化心意。而这心意净化的过程要面对众多层面的问题，简单地说，需要面对每个脉轮（主要的是七轮）。通过哲学分辨的智慧，五鞘中的心意鞘和智慧鞘可以得到净化，能量的流动就不会受到阻碍。这是非常重要的。当然，学习昆达里尼瑜伽的人有一种通明的感觉，但这与圆满的觉醒还很不一样。

[①] 该书最后五章已经翻译并注释。参见室利·维迪安拉涅·斯瓦米著，斯瓦米·斯瓦哈南达英译，王志成汉译并释论：《瑜伽喜乐之光：〈潘查达西〉之"喜乐篇"》，成都：四川人民出版社，2015 年。

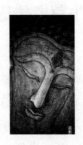

THE SEA OF YOGA 瑜伽魅力

THE SEA OF YOGA
THE SEA OF YOGA

THE SEA OF YOGA

牧牛尊者传达的哈达瑜伽魅力

著名的哈达瑜伽经典《牧牛尊者百论》 （Goraksasatakam）向我们呈现了传统哈达瑜伽的魅力。毫无疑问，它认为人们追求的最高境界是，摆脱物质世界的束缚，获得自由，达到生命的圆满——三摩地。显然，牧牛尊者所谈的三摩地不是帕坦伽利的三摩地，即不是原质与原人之间彻底分离后所达到的独存状态。牧牛尊者所说的三摩地是达到非二元的境界，就如牛奶倒进牛奶，酥油倒进酥油，火投入火。

在这里，我们来分享一下这部经典中的第 54 节："瑜伽士总是通过体位法消除疾病；通过调息消除罪恶；通过制感消除心理障碍。"（《牧牛尊者百论》第 54 节）

牧牛尊者认为，体位直接针对我们的粗身鞘。很多疾病可以通过习练体位来解决。粗身是一个复杂的系统，身体的维持需要很多条件。通过各种方式维护粗身就很有必要。不同体位有不同的功能。对于我们一般的瑜伽习练者，若只是为了健身，那么拜日式 （Surya Namaskara） 就是最基本的，甚至可以说是最好的。

调息涉及我们的精身，特别涉及我们的能量鞘。事实上，调息的过程是将粗身鞘和心意鞘有机联结的过程。心不安，呼吸就不稳。在你愤怒时，有人提醒你或者你有意对自己说"深呼吸，深呼吸"，通过深呼吸，你就平静了下来。其实，当我们情绪反复或情绪冲动时，调息是避免行动决策后悔或行动不良后果的最好方式。当我们"冲动"时，我们可以首先有意识地调息5分钟，后果会如何？大家可以试试。而尊者明确说，有意识、持续地进行调息，那么他原有的罪恶必定被消除，生命必定被转变，生活必定会发生根本的改变。但调息需要科学地进行。

很多时候，我们会出现各种心理障碍。这些心理障碍可能是我们过去业力的后果，也可能是后天各种活动之业力的后果，或者是两者的结合。消除心理障碍，瑜伽提供了直接的方法——心意鞘的维护。尊者告诉我们，可以通过制感来解决或处理心理障碍。制感包含了对眼耳鼻舌身意的控制，即收摄感官。如此，通过制感来征服我们的心理障碍，帮助我们恢复身心平衡。

瑜伽要我们身体健康，心意健康，灵性健康。瑜伽提供的服务不仅是身体层的，同样也是心意层和灵性层的。我们不要简单地把瑜伽归于现代的某个单一学科，否则我们定会丢失很多珍宝。当然，在具体的瑜伽实践中，我们可以有所侧重，但我们心中必须明白，瑜伽是整体的瑰宝。

瑜伽主食和鸡汤

在瑜伽追求的道路上，许多瑜伽人追求生命的觉醒和圆满。可是，在这条道路上，太多人只喝到了瑜伽的"鸡汤"，并没有吃到瑜伽的"主食"。

因为"鸡汤"的缘故，大多数瑜伽修习者，虽然表面上修习瑜伽，但走出瑜伽馆，他们仍然感到"饥饿"，他们继续东南西北去寻找瑜伽的真谛。之所以如此，是因为他们没有吃到瑜伽的主食。

瑜伽的主食很简单。帕坦伽利《瑜伽经》开篇就告诉我们，瑜伽就是控制心意的波动，目的就是达到三摩地。《哈达瑜伽之光》明确告诉我们，瑜伽通过身体的而非为了身体，目的是达致三摩地。《薄伽梵歌》中克里希那教导阿周那"智慧瑜伽""行动瑜伽""虔信瑜伽"等道路，目的是认识自我真相，从而不执欲望、不执行动之结果，达致生命的觉醒和圆满。

瑜伽的主食很简单——就是得"一"。这"一"就是自我（Self），就是那"独一者"（the One）。明白了自我的真相、明白了那独一者，我们就获得了我们的根基。

很多人不太明白"一"这道主食，但是又发心要心意平静，所以只能找些鸡汤来喝。可是，这道主食一直在，只是因为缺乏自我觉知，而造成了"饿"的错觉。由于种种业力，畅销的鸡汤实在太多，也容易得到。于是，我们不断喝着鸡汤，但依然饥饿难耐。我们不断出入各式瑜伽馆，我们远赴重洋寻找大师，我们学习各种瑜伽体位做出各种高难度的动作，我们学习深长的呼吸技巧，我们冥想各式对象，我们唱诵不同的曼陀罗……但是，出了瑜伽馆，离开了老师，我们依然无法满足。家庭中的琐碎之事就可能让我们暴跳如雷，工作中同事间不如意的小关系就可能让我们心生忧郁和愤懑，社会上各式现象——不管是好的还是不好的，都会让我们激动或愤怒万分，如此等等，不一而足。这就是我们如今的现状。

当我们吃了主食，汤喝多少事实上影响不大。主食是"一"，是觉知，是根基的确立。耶稣曾经对井边的撒马利亚妇女说，喝他的水可以永不干渴。永不会干渴的水就是"一"，就是觉知"自我"，就是主食之所在。人没有生命的根基，没有生命的磐石，会导致各种问题。

这个"一"是什么东西？这是一个生存论上感受的指向对象。这个"一"可以有一些外在的表现或展示。不同文化对这个"一"有不同的表达，在基督文化里面，在伊斯兰文化里面，在道家文化里面，在儒家、印度瑜伽或者佛家文化里面，各有对"一"的不同表达或者展示。

从吠檀多角度来说，这"一"展示为存在（sat）、意识（chit）和喜乐（ananda）三个维度。

一个人只要在生活中孤独、彷徨，充满寂寞，他的存在维度（sat）便是被遮蔽了，他无法觉知到存在维度。愚痴之人，觉知被蒙蔽，意识（chit）维度就被遮蔽。倘若感到痛苦（与身体的疼痛不同）——尽管痛苦只不过是一个假象、一种观念、一种思想，可是他被这种假象、观念、思想所束缚，他的喜乐维度就被遮蔽。充满意识的人，清明，不极端，不受根本束缚，不会成为私我的奴隶，这种状态便是智慧。

得"一"之人定是充满喜乐的，内在充满了光芒——内在的喜乐之光总是显现。如果没有喜乐，他便没有得"一"。

瑜伽实践四要求

《格兰达本集》（Gheranda Samhita）是一部非常重要的瑜伽典籍。它提出了瑜伽实践四个方面的具体要求，包括时间、地点、饮食和经脉净化。

关于时间。《格兰达本集》说，瑜伽士不应该在冬季、夏季、雨季、凉季而应该在春季和秋季习练瑜伽。前面四个季习练瑜伽只会带来疾病。在春季和秋季习练瑜伽容易获得成功，并且可以避免疾病。

历史上，印度的季节划分和其他地区有别。但如今，瑜伽已经全球普及，可以说已经全球化。如果根据经典的要求，我们就会产生疑问：第一，在春秋两季之外不可以习练瑜伽吗？第二，印度的季节划分和其他地区不同，难道不能区别对待吗？事实上，随着时代的变化，瑜伽习练的方式也需要改变。人们在不同的季节都可以习练瑜伽。古代条件有限，有的季节（太冷太潮湿太热）习练瑜伽很容易得病。但如今，技术发展了，人的自我保护能力和条件更强大了。单纯从时间的安排来看，古代瑜伽还是非常科学的，只是如今我们可以改变习练瑜伽的微气候条件，甚至可以达到四季如春如秋。这样的改变并不违背瑜伽原则，也不违背瑜伽经典。瑜伽经典的形成受到时空条件的局限，这样的局限正说明了传统瑜伽经典处理问题所具有的强烈的情景意识。

关于地点。《格兰达本集》说，一个人不能在遥远的地方习练瑜伽，也不能在森林里习练瑜伽，不能在繁华的都市习练瑜伽，不能在太接近人群的地方习练瑜伽。如果在这样的地方习练，那么习练瑜伽不能成功。经典自己解释说，遥远之地，瑜伽信息难以抵达；在森林里习练，不安全；在城市里习练或接近人群地方习练，容易受干扰。

可以看出，《格兰达本集》中地点的规则完全是从有助于习练成功来考虑的。现实的情况是，人们可以在遥远的地方习练，可以在森林里习练，也完全可以在城市里习练、在接近人群的地方习练。这不是破坏或违背传统瑜伽经典的习练规则了吗？这样习练瑜伽，会不会落空呢？经典是从成功习练瑜伽的实际出发的。而今天，因为瑜伽的全球化，遥远的地方同样可以有瑜伽信息。或许宇航员到太空中也可以习练瑜伽。在森林里，因为有了科学的技术和设施设备，我们同样可以习练瑜伽。而在城市里或人群中，人们还是可以营造出安静的习练环境。

关于食物。《格兰达本集》对于瑜伽饮食有非常具体而严格的规定，这些规定从具体的历史条件来看，很合理。但如今我们的饮食观点与时俱进，我们可以持有当代更加科学的瑜伽饮食观。这里，顺便提及一句，习练瑜伽之前三小时，最好不要大量饮食；并且，在习练瑜伽之前，排空大小便。

关于经脉净化。《格兰达本集》（5：36）说，为了调息，瑜伽士需要先净化经脉，然后才进行调息训练。经脉净化有两个类型，一是萨玛奴（Samanu）净化，一是尼玛奴（Nirmanu）净化。前者主要通过种子曼陀罗的方式进行训练，后者主要是六种净化法。

净化经脉非常重要。不过，我们要强调的是，净化经脉是为了更好地调息。如果身体很好，有些净化法就没有必要，并不是所有的净化法都需要去习练。

哈达瑜伽要我们把身体当作习练场。我们需要非常科学地对待这个身体。身体宝贵，容不得我们随意处置。哈达瑜伽的习练时间、地点、饮食和净化都很重要。经典的教导听起来都很好理解，但在现实中，人们可能会自觉不自觉地违背这些要求。但为了瑜伽的成功，我们最好在实践中遵守这些规则。

瑜伽对情感、欲望问题的态度

瑜伽是一个家族传统，对于同一个议题不会只有一种简单的解释。比如，对于我们的情感、欲望这一问题，就有不同的理解。

在古老的瑜伽中，瑜伽被理解为一种苦行，人们通过瑜伽这一否定性的苦行，摆脱情感、欲望的束缚，从而获得心灵的宁静。但也有与此不同的理解。在印度，至今还有这样一种现象，少数瑜伽士通过大麻、毒品、性放纵等等方式，获得所谓"极乐的"状态。

彻底否定我们的情感和欲望，还是完全肯定情感和欲望，这是两种极端的态度。

主流的瑜伽对情感和欲望多有规范。对出家的修行者，要求更加严格。

到了当代，人们对情感和欲望有了新的体验，并且更多地受到心理学和社会文化思潮的影响。人们更愿意用自然主义的眼光看待情感和欲望这一问题。

可以观察到，现代瑜伽人更倾向于适度满足人们的情感和欲望的需求，而非彻底否定。更多严肃的瑜伽行者，倾向于在此基础上促进人的情感和欲望的转化和提升。毕竟，瑜伽的目的在于控制心意的波动，从而达到对情感和欲望的不执，而非彻底地否定情感和欲望。

瑜伽对待身体或感官的态度

瑜伽，尤其是流行的哈达瑜伽，首先是关注身体（感官）的瑜伽。如何对待我们的身体，不仅涉及哈达瑜伽的成效，更关系到我们的自我观，关系到我们的喜乐。

在历史上的很多时候，各大传统文化对待身体大多持否定的立场。它们认为，我们的身体或是受束缚的、受限的，或是不洁的、有罪的，尤其认为我们身体的感官欲望是我们轮回或罪恶的源头。人们对待身体的态度，在理论上可以是否定性的或排斥性的，但在实践上并不能总是如此。因为只有放开（不是放纵）感官欲望，我们才有资格谈论我们放开感官欲望。如果否定或排斥感官，我们就不会出现在这里，我们的存在者身份就没有合法性。

传统哈达瑜伽对身体持有积极的和肯定的立场。而帕坦伽利瑜伽，在很大程度上是排斥感官、否定感官欲望的，因为它要让人的原人（普鲁沙）与原质（物质自然）完全分离。而当代新吠檀多则在很大程度上扭转了这一消极的态度。

事实上，关于身体感官的问题很复杂。排斥或否定身体感官取决于人们的哲学立场。如果我们持有一种排斥或否定身体感官的哲学，那么我们的瑜伽就会排斥或否定感官欲望；反之亦然。

我们可以把对待感官欲望的态度大致分为下面几类：

第一，完全排斥或否定身体感官，彻底的圣人主义，或一种完全的禁欲主义。

第二，完全接受和肯定身体感官，纵欲主义。

第三，表面上的禁欲主义，实质上充分开放，肯定身体感官的欲望。

第四，平衡禁欲主义和纵欲主义，一种中庸主义。

第五，在某种社会发展的空间内，肯定身体感官，但也尊重禁欲主义。人们可以在两者之间游移，并且，不同人可以有不同态度和立场。

生活在这个社会的人并不在同一个层面上，人与人之间差异很大。从哈达瑜伽哲学的立场来看，因为人被三德（善良、激情和愚昧）所主宰，我们并不能简单地用一种单一模式来理解和规范身体或感官以及人和社会。对于哈达瑜伽来讲，既然瑜伽是通过身体的瑜伽而不是为了身体的瑜伽，那么，哈达瑜伽对身体便既持有积极和肯定的立场，但又不是放纵身体和感官，不会对之毫无约束。肯定身体是为了通过身体稳定心意，肯定欲望是为了透过欲望看清本质。

脉轮瑜伽与人的成长

尽管帕坦伽利的《瑜伽经》谈到瑜伽的最高境界是神我（普鲁沙）和自然（原质）的彻底分离，但大部分人不仅不能实践之，而且也不能认同之。人们实践的瑜伽似乎另有基础，那就是梵我合一论。然而，如何理解梵我合一？如何更具体地实践梵我合一？"脉轮瑜伽"（Chakra Yoga）对此进行了详尽阐发和实践指导。

根据脉轮瑜伽，人的成长有一些重要的节点，这些重要的成长节点对于人的七轮能量非常关键。例如一个女人怀孕之时，人们都知道安胎非常重要。为什么？这是因为，娘胎对于胎儿的发育极其重要。如果不能好好安胎，就有可能导致流产或死胎。如果不能得到合理的照顾，孩子出生后就可能出现问题。当孩子出生以后，从一个受保护的世界来到了一个非常不确定的世界，所以人们主张，刚生下来的小孩最好不要和母亲分离。而从脉轮瑜伽的角度来看，这对于孩子海底轮（根轮）的发展及其重要。

出生后第二年，小孩的感受性开始发展。根据脉轮瑜伽，此时小孩的生殖轮开始发展，开始唤醒性本能意识。这方面的发展，不能受到阻碍。孩子的这一本能如果被束缚，对他以后的性健康会直接产生影响，甚至有可能导致成人后的一些比较严重的性问题。

出生后第三年，小孩的脐轮开始发展，表现为攻击性明显加强。此时，要引导孩子，而不是压制孩子。

出生后第四年，小孩的心轮开始发展。此时，有意识地带领孩子做公益之事而非自私之活动，则孩子容易成为一个富有爱心的人。

第五年，小孩的喉轮开始发展。小孩的表演才能得到发展。家长有意识地帮助他发展表达的能力就十分有益。

第六年，孩子的眉间轮得到发展。孩子的某些直觉、神视能力可能得到发挥，但一般情况下，绝大多数孩子的眉间轮都没有得到开发。

第七年，孩子的顶轮得到发展。这一轮的发展更加不易。

以上是人在成长中七轮发展的一个周期。这一阶段对人的成长非常重要。如果某个环节没有得到合理发展，就有可能导致某个脉轮在某种程度上的堵塞，并成为人们未来发展的潜在障碍。

如果我们已经成人，且某几个脉轮已处于不同程度的堵塞状态，我们就需要以合理的方式来消除脉轮的堵塞。首先，我们需要对脉轮瑜伽有充分的了解。知识是消除无知的良药。其次，我们根据相应的脉轮知识来自我诊断我们的脉轮是否存在问题，以及是什么问题。再次，通过脉轮瑜伽提供的各种方式来强化我们原有的脉轮，同时，采取各种具体的方式来修复和改善存在问题的脉轮。在如何修复和改善脉轮，促进身心健康上，脉轮瑜伽具有很多的方式。

根据脉轮瑜伽，我们的至上意识就是希瓦，类似于吠檀多哲学中的梵，而物质自然则是萨克蒂，类似于吠檀多哲学中的摩耶。但在脉轮瑜伽中，希瓦和萨克蒂是合作的、缺一不可的，对于萨克蒂没有任何消极的理解。合一，必定是至上意识（希瓦）和萨克蒂的合一。

哈达瑜伽与美颜、养生和心意

哈达瑜伽与身体的关系非常密切，以至于有人把哈达瑜伽与减肥、美容、治疗紧紧地联系在一起。如果是这样，真是太好了。因为如若你果真身材苗条了，容颜美丽了，粗身健康了，那你的心意也容易平顺安静。

但是，尽管有很多人非常努力地学习哈达瑜伽，结果却并不相同：对有些人似乎有效，对另一些人效果却不明显。这是为什么？

通过哈达瑜伽，我们是否会变得身材苗条、容颜美丽、身体健康，取决于诸多要素，哈达瑜伽中的体位练习仅仅只是其中的一个部分。单纯的体位练习是否就有减肥、美容或治疗之效果？显然，这是不确定的。这样说是一种经验。

人的身体很复杂，根据瑜伽哲学，人身有五鞘。第一鞘就是我们的粗身鞘。一般人学习哈达瑜伽就是在锻炼这个粗身鞘。除了粗身鞘，就是能量鞘，再就是心意鞘、智性鞘和喜乐鞘。粗身鞘和能量鞘关系密切，粗身鞘的效果，取决于能量鞘提供的能量，没有能量的供应，没有能量鞘的完善，粗身鞘就不可能"健康"。类似地，心意鞘和能量鞘以及粗身鞘的关系也十分密切。

　　我们常常说，瑜伽锻炼的核心是修心，这个心是心意。《瑜伽经》开篇就说，瑜伽的根本在于控制人的心意波动。心意得到了控制，我们的能量鞘就会发生变化，我们的粗身鞘也就会得以改善，我们就会容颜美丽、身体健康、心意平和。对心意的有效控制，可以保证我们的能量鞘功能正常，保证我们的粗身鞘得到最大限度的保养和调理。获得好身体的关键不是单一的，需要有整体的身体观，要从粗身鞘、能量鞘、心意鞘以及智性鞘的整体修正来解决。还可以通过我们的喜乐鞘来处理我们整体的问题。如果不懂得身体的复杂性并找到有效的处理方法，怎么可能仅仅通过体位练习来达到减肥、美容、理疗等一般性目标呢？

　　必须指出，哈达瑜伽有着一套完整的养生之道。古老的哈达瑜伽重点不在粗身鞘的养生上，它只是把身体作为达到三摩地这一境界的通道。而当代的哈达瑜伽则把重点转移到了粗身鞘的锻炼和粗身的调整上，这就使它放下了更高的目标，而追求较低的目标，这可以说是一种"倒退"。体位练习，甚至体位加上呼吸练习等，并不能从根本上解决我们心意的问题。唯有作为整体的哈达瑜伽，才能最终有效地处理养生问题。

哈达瑜伽"避免女人"的真相

《哈达瑜伽之光》说："在（习练的）开始阶段，应该避免火、女人和长途旅行。"（1：61）而另一部著名的哈达瑜伽经典《希瓦本集》（The Siva Samhita）则说："女人……财富都是瑜伽的障碍。"（5：3）这些经文给我们瑜伽人的印象似乎是，在瑜伽修习中，不应接近女人，要避免和女人在一起。那么，"避免女人"究竟是什么意思？在瑜伽修习中，真的不该和女人在一起？

我们知道，在吠陀和奥义书时代，有不少女性仙人或女性大瑜伽士。那时，整个社会没有对女性的歧视，在社会中男女各自发挥着自身的作用。在早期奥义书时代，女性的地位也很高，有不少大成就者。比如，《大林间奥义书》中雅伽瓦卡亚的妻子梅特丽伊，就是一位出色的女性觉悟者。在上古的神话中，也有很多大神是女性，包括智慧的、艺术的女神等等。但到了后来，女性在社会中的地位逐渐下降，直到我们在《哈达瑜伽之光》等经典看见的要"避免女人"的话语。

从父权制社会结构的特点来看，传统的灵性也具有父权制特点。它把灵性的中心落在男性、力量、苦行、整体、理性的一面，而忽视或排斥女性、阴性、琐碎、感性的一面。在灵性的道路上，它坚持认为，女性所包含的感性、情绪等等为灵性发展的障碍。同时，在父权制下，一般女性也基本没有接受吠陀教育的机会，修行往往是男性的权利。那时的人们普遍认为，女性那极具诱惑性的身体对于男性是一种致命的"诱惑"，它会扰乱男性的理性和力量。这一父权制的灵性结构，无法不排斥女性、感性、快感、情绪、物质享用等。

世上各大传统大部分的修持之道，也基本受制于这样的结构特点，这也是轴心时代开始以来形成的一种灵性态度，并一直影响着社会。即便到了今天的现代社会，依然还有很多人排斥女性、感性、阴性的一面。正因为如此，在很多修持者那里，依然存在着因为男女二元化而引发的痛苦和张力。

不过，尽管"避免女人"的话语随处可见，但在诸如《希瓦本集》《哈达瑜伽之光》等经典中，已经很大程度上改变了对女性以及女性力量的不合理态度。在瑜伽修持中，哈达瑜伽注意到了女性力量（萨克蒂）的重要性。甚至可以说，没有萨克蒂就没有哈达瑜伽的最高成就。但即便如此，我们也应该看到，这些经典中有些经文的确不易理解，甚至容易被误解。

女性的情绪、感情、肉身，与传统上对灵性的理解之间，确实存在着较大的张力。但是，张力不等于抗拒。近代印度教改革派先驱、瑜伽大士室利·罗摩克里希那，也时时提醒弟子要"避免女人和金钱"，但是在他这里，"避免女人和金钱"的真实含义是，修行者要避免外界的诱惑和对外物的贪婪，而不是避免和女性接触。

现实中，如今有大量的女性在习练瑜伽，有一般层面的哈达瑜伽习练，也有非常高深的智慧瑜伽和虔信瑜伽的修习。传统父权制的修持观已经不适应现代社会。但是，无论怎样，作为修持者，避免外界的诱惑和对外物的贪婪，而专注内在、专注自我，却是对任何瑜伽修行者的始终不变的要求。

当然，在具体的瑜伽实践中，我们依然需要注意，在瑜伽练习的前后，最好不要有激烈的性活动，但这绝不是以否定女性、感性和世俗为前提的。

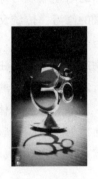

THE SEA OF YOGA 瑜伽实践

THE SEA OF YOGA
THE SEA OF YOGA

THE SEA OF YOGA

作为瑜伽象征的拜日式

瑜伽体位众多，但拜日式最为著名、也最为基本。

拜日式看似简单，做起来似乎也不是很困难，以至于有的瑜伽人并不重视这一基本的体位。很多人认为，那些高难度的体位才"最为瑜伽"。事实上，这是对瑜伽最为严重的误解。

瑜伽体位的目的之一是为了我们这个粗身，并且让我们的粗身服务于更高的瑜伽目标。瑜伽绝不只是体位，更不只是高难度的体位。很多人学了多年的体位，追求高难度的动作。然而，与体操运动员以及柔道运动员甚至舞蹈演员相比，那些高难度的体位是很容易被他们超越的。以高难度体位为目标的瑜伽"梦"很可能就此破灭。没有更高级的目标引导，要把瑜伽坚持下去也不容易。这样说并不是说体位不重要，但是瑜伽绝不局限于身体的动作或姿势。

瑜伽流派众多，体位众多。什么体位通适于各个瑜伽流派或传统呢？我个人认为，拜日式最为合适。可以说，拜日式不仅是哈达瑜伽的象征，甚至可被视为广义的瑜伽象征。拜日式就如广播体操一样，适合人人习练。

拜日式并不难。瑜伽界有多种表达式，下面这个

"拜日十二式"是我见到的最好的表达式之一，总共包含十二式（见相关的图）：

（1）祈祷式：双手虔诚合十。缓缓呼吸，身心平和，内心祈祷，颂念或默念祈祷词。

（2）展臂式：吸气，手臂贴耳侧上举；呼气，稳定髋部，脊柱后弯，胸腔充分打开，头部后仰。

（3）前屈式：吸气，身体前倾下弯；呼气，双手放在双脚外侧（也可抱住小腿或脚踝），尽量使身体贴近双腿。注意脊柱保持垂直。

（4）骑马式：屈膝，右脚后撤一大步，脚尖着地；吸气，脊柱挺直，胸腔打开；呼气，脊柱后弯，头后倾。

（5）顶峰式：左脚向后退一步，双脚并拢；呼气，臀部上提，吸气，尽量让脚跟触地。身体处于收束状态。

（6）八体投地式：吸气，屈膝着地，呼气，缓慢弯曲手肘，将胸部下颌贴近地面。

（7）眼镜蛇式：吸气，重心前移，伸直双臂，撑起上身，双膝跟脚背触地；呼气，脊柱向后弯，胸腔打开上提，头部自然后仰，全身自然放松。

（8）顶峰式（重复）：吸气，双臂用力，收腹，向后上方抬起臀部，脚跟提起向上，呼气，足跟下压。

（9）骑马式（重复）：将右脚向前迈一步，右脚放在两手之间；吸气，脊柱挺直打开胸腔，然后呼气，脊柱后弯，头部后倾。

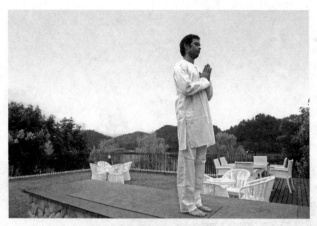

拜日第一式：祈祷式

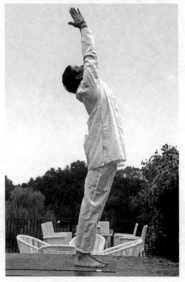

拜日第二式：展臂式

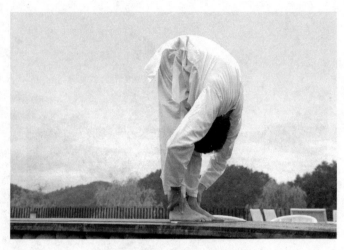

拜日第三式：前屈式

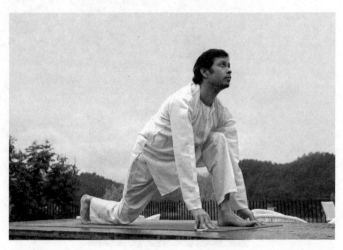

拜日第四式：骑马式

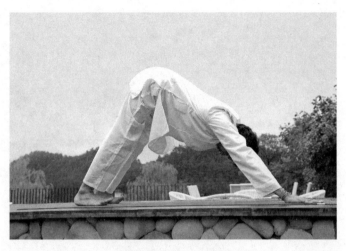

拜日第五式：顶峰式

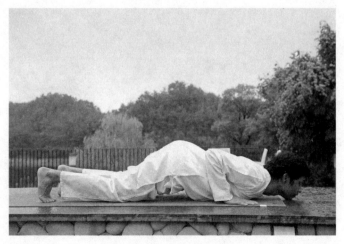

拜日第六式：八体投地式

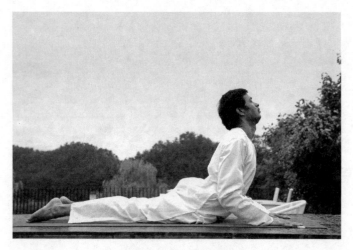

拜日第七式：眼镜蛇式

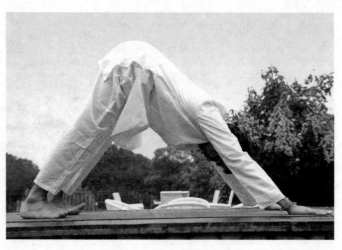

拜日第八式：顶峰式（重复）

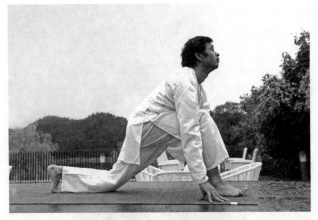

拜日第九式：骑马式（重复）

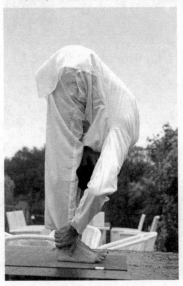

拜日第十式：前屈式（重复）

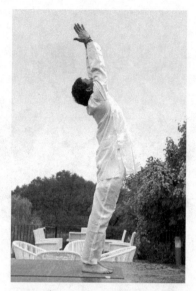

拜日第十一式：展臂式（重复）

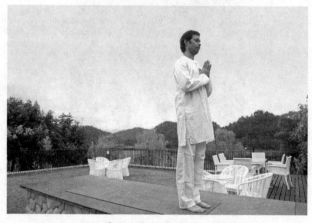

拜日第十二式：祈祷式（重复）

（10）前屈式（重复）：收回双手在右脚两侧，吸气，左脚向前迈一步，双脚并拢，呼气，将身体下沉，缓慢靠近双腿。

（11）展臂式（重复）：吸气，身体慢慢直立，手臂上举，呼气，脊柱向后弯曲，打开胸腔，头部向后倾。

（12）祈祷式（重复）：吸气，身体还原，双手合十于胸前。缓缓呼吸，全身自然放松。

以上这十二步是一半的拜日式。重复上面 12 步是完整的一轮拜日式。期间，骑马式左右脚的位置换一下，先是右脚在前，第二个骑马式则是左脚在前。

事实上，我们在谈论拜日式的时候，上面所描述的只是一个侧面，主要是体位上的拜日式之表达。然而，拜日式需要在身心灵三个层面展开。关于心，我们需要善用我们的情绪、情感，让我们与太阳联结，向太阳致敬，与太阳这一能量之源联结。在精神上、在灵的层面，我们让自己消融于至上，通过拜日式，通过太阳之能量，让个体的自我与至上的自我消融、合一。

调息之王：经脉净化调息法

哈达瑜伽包含广泛的实践内容，体位法是其最基本的部分。在众多的体位中，拜日式是哈达瑜伽的经典形象。而在哈达瑜伽的调息法中，最基本、最重要的是经脉净化调息法（Nadishodan Pranayama，也称经络调息法）。

呼吸和生命关系密切，没有呼吸就没有生命。呼吸不稳，心意就不稳。呼吸稳定，心意就稳定。要有稳定的呼吸，可以习练经脉净化调息法。

经脉净化调息的方式很简单，《哈达瑜伽之光》中有详细的介绍：

（1）坐法。可以莲花坐，但这不是必需的。根据实际情况，你也可以采取其他各种坐法，当然你也可以站立，或坐在凳子上。如若身体不便，甚至躺着也可以习练。

（2）左右鼻腔交替呼吸。左侧鼻腔吸气，然后住气（注意是住气，而不是憋气），右侧鼻腔呼气。再从右侧鼻腔吸气，尽可能绵长，住气，再从左侧鼻腔缓缓呼气。如此是完整的一轮。这一呼吸法，可以根据练习者自身体质的实际情况，来决定做多少轮。有时一次可以做到八十轮。需要注意的是，不可强求自己一定要做到多少，在住气阶段更不可强行憋气。若无法住气，就不要住气。同时，呼气和吸气，尽可能绵长、缓慢。

（3）经脉净化调息可以在早上、中午、下午和晚上进行。但习练的地方空气必须良好。在空气污浊的地方不应该习练经脉净化调息法。

（4）在调息过程中，吸气、住气和呼气往往有一个理想的比率。据说，最理想的比率是 1：4：2，就是吸气、住气和呼吸的比率是 1：4：2。但每一个人的情况不同，不可强求做到这样的比例。要坚持自然的原则，慢慢地、自然地去接近这个比率。

（5）在调息过程中，身体会有各种反应：第一阶段是出汗；第二阶段是脊柱会感到悸动；第三是最高阶段，会有一种达到所要达到的、实现所要实现的圆满之感。

（6）在调息过程中，因为专注和调息本身的能量，一般会出汗。对于汗水，合理的做法是让汗水自然干掉。绝对不要马上洗澡，更不能洗冷水澡，也不要直接进冷的空调房。若需补充水分，一次量也不能太大。要缓缓饮水，并且是温水。也可以用自己的汗水给自己按摩，包括按摩自己的脸部以及其他重要部位。（参见《哈达瑜伽之光》2：13）。

经脉净化调息法实用、安全，无须很深的理论表达，却是所有调息法中最好的，可以把它视为调息之

王（the King of Pranayama）。《哈达瑜伽之光》说，好
好习练这一调息法，事实上它具备了其他各种住气法
的效用，只要习练了它，也就无须习练其他各种住气
法了。

颈椎式：实用的办公室瑜伽

哈达瑜伽究竟有多少个体位？这个问题似乎没有意义。因为，这取决于人们如何理解哈达瑜伽，以及如何规定哈达瑜伽。

在众多的哈达瑜伽体位中，有的很难，有的很容易。但难度大的体位未必适合大部分人去习练。而难度很小的体位往往不为很多人所认可，因为太简单了。但事实上，如果人们准确理解了哈达瑜伽体位，就不会有这样的看法。其实，任何体位，都是唯一的，我们需要通过体位认识到瑜伽的奥秘。

我们用一个非常实用的例子来理解哈达瑜伽体位：颈椎式。

一个人颈椎不好，去看医生，医生会对他说，你可以让脖子多写写"米"字，以此来修复颈椎。但往往很少有人能坚持做这样乏味的动作。有的瑜伽馆教练则可能会利用瑜伽来指导你，教你配合着呼吸让脖子左右上下转动。然而，这也很难让人坚持下去。在这里，我要介绍一种系统的、有趣的却又是非常实用的瑜伽颈椎式。

第一，你爱自己，爱人，爱世界，你可以把这个爱表达在颈椎式中。闭上眼睛，想象你的鼻子是一支毛笔，用鼻子这支笔在空中写出你自己的名字，或你爱人的名字，或你的导师的名字，甚至某个曼陀罗等等。

第二，进一步，配合呼吸，非常缓慢地书写你的名字、你爱人的名字、你导师的名字、曼陀罗的名字等等。此时，你似乎可以看到写出的这些字。因为配合了呼吸，你似乎可以看到这些字有了色彩，或许是金色的、绿色的、棕色的、黄色的、红色的、白色的等等。

第三，再进一步，在你的心中写出这些名字，并与它们发生联结，进入更大的世界，看到更美的一面，更善的一面，更神圣的一面。通过这一冥想，让自己与自己相联结，与自己的爱人相联结，与自己的导师相联结，与曼陀罗相联结。并且正是通过这些冥想的联结，最终透过他们与终极联结，从二元的经验抵达非二元的经验。

在这个颈椎式的习练过程中，你要忘记自己，进入一种合一的境界。你的颈椎式不仅是一种体位本身的习练，而且会由此抵达瑜伽的高级阶段。

制感瑜伽：养生之道

帕坦伽利在《瑜伽经》中说，"当心脱离感知对象，感官也会脱离各自的对象，因此便被说成是效仿人心。这就是摄心。"（2：54）这里的摄心就是我们所说的制感（pratyahara）。帕坦伽利对制感的讨论不多。制感更多的是一种实践的要求，而非理论本身。

《牧牛尊者百论》中说，制感就是太阳（处于肚脐）吸走来自月亮（处于上颚根部）的甘露。这里的太阳和月亮都是一种比喻性的表达。

《雅伽瓦卡亚瑜伽》（Yoga Yajnavalkya）对制感的讨论则多得多。从哲学上说，帕坦伽利所讨论的制感是基于他的数论哲学，而雅伽瓦卡亚对制感的讨论则是基于他的吠檀多哲学。

雅伽瓦卡亚瑜伽的制感有四类：

第一，努力抑制感官靠近感官对象；

第二，把一切所见的都视为在自我中并且就是自我；

第三，每日在心中履行（吠陀）规定的职责，而没有实际的行动；

第四，让自己的心意在身上18个关键点上有序地移动。这也被称为制感，并且是最重要的制感。

　　修习制感瑜伽的人，需要极度地专注，把念力集中于身体的关键点上，让自己的心意缓慢地移动起来。这样的瑜伽习练可以让人精力充沛，喜乐盈盈，也具有极好的养颜之功效，并最终让人克服恐惧得长寿。据说，吠陀时代的投山仙人就大赞此瑜伽修法。

　　身体的 18 个关键点包括：脚指头、踝关节、小腿中间、小腿根部、膝盖、大腿中间、肛门底部、会阴、生殖器、肚脐、心、颈底部、舌根、鼻根、眼睛、眼球中心、前额、百会。

　　习练这一瑜伽，可以躺在地上或睡在（硬板）床上。只要无人打扰，可以在任何状态下习练这一瑜伽。有时，我们也可以通过这一瑜伽恢复体力。

　　当然，制感瑜伽的习练不是孤立的。我们从来就认为，人的心意是所有瑜伽习练的根本。心意正了，一切都正了。心意不正，一切都不正。

凝视法和希瓦身印

瑜伽有无数的习练方式，所有这些方式都有其相应的目的和效能。体位法直接服务粗身鞘，但体位法本身的作用不会仅仅局限于粗身鞘，也会影响身体的其他鞘。比如，凝视法（或称为一点凝视法，Trataka），其作用不仅对眼睛有好处，让眼睛变得更清明，可以改善视力，而且可以让心意专注和稳定，有助于身心喜悦。

凝视法很简单，无须去专业瑜伽馆，在家中就可以练习。根据哈达瑜伽传统，凝视法可以分为四类：第一，睁眼平视前方对象；第二，眼睛半睁凝视鼻尖；第三，闭眼凝视体内对象；第四，睁眼凝视眉心。

最简单的方法是，在一个安静的房间内，光线可以暗一些，以你自己感到最为舒适的方式坐好，可以采用莲花坐，可以采用普通自然的坐法，也可以坐在凳子上，放松身体，保持背部挺直。在眼前30—60厘米远处，放一支点燃的蜡烛，高度以与眼睛平行为佳。闭上双眼，调整呼吸。感到呼吸和心神稳定后，睁开双眼，慢慢凝视火苗中最亮的部分。凝视的时候，心意和呼吸不要漂移，具体凝视时间的长短，可以根据自己的实际情况调整，眼睛疲倦了或流泪了，就可以结束这一轮凝视。之后，闭眼，休息，然后继续。最佳状态一般为3—5分钟。如此反复练习十五分钟左右。

希瓦身印（Shambavi Mudra）说起来不复杂，但实践起来并不容易，需要不断努力。《哈达瑜伽之光》告诉我们："瑜伽习练者要一直保持专注体内的一点，心意和气息也已经消融，双眼睁着，眼球不动，好像在向外和向下看，但却视而不见。"（4：37）这一身印中的"凝视"和上面的"凝视"，其共同的地方，就是双眼保持一眨一眨地睁开（指一般的凝视法，不涉及闭眼后的凝视），但它们凝视的对象有差别。凝视法把注意力集中在外在的对象（如蜡烛的火苗）上，而希瓦身印则集中于内在的对象上（一般是心，也可以是眉心或肚脐）。

开始习练希瓦身印时，效果难以让人见到。看起来像在发呆一样，不过，这可不是发呆，而是主动地习练。为了让这一习练更好地进行，可以凝视内在的心，也可以根据需要凝视体内其他的对象。从瑜伽理疗的角度来习练希瓦身印，则可以凝视自己身体有问题的地方。但希瓦身印的目的是为了达到心意的消融，并让自己进入喜乐的三摩地状态。

五把瑜伽锁

在哈达瑜伽的习练中，我们需要守护（锁定）我们的能量。一般地说，可以通过五把瑜伽锁来守护（锁定）我们的能量。不过，要使用（习练）这些瑜伽锁，则要在合格的瑜伽教练指导下实践。

这五把瑜伽锁分别是：Mulabandha（根锁，会阴收束法），Uddiyana bandha（脐锁，收腹收束法），Jalandhara bandha（喉锁，收颔收束法），Khechari（舌锁，逆舌身印），Jnana-mudra（chin-mudra，指锁，智慧手印）。

（1）根锁。以至善坐方式坐好，如果不能采用这一体位，坐在凳子上也可以。闭上眼睛，全身放松，腰背伸直；住气，收缩会阴（即，用力提拉肛门和生殖器处的括约肌和内直肌）；收缩后悬停那里一点时间，然后放松，恢复正常呼吸。

根锁一般一轮做五次就可以了。身体不好时不要做。

该锁主要是提升上行气。根锁对于引导和控制性欲有效，对于唤醒昆达里尼能量有效，对于防止和治疗便秘等有效。

（2）脐锁。可以站式，也可以坐式。自然站立，身体舒适；腰部向前倾，手可以放在腿上；吸气，呼气，气要呼尽，可以多做几次；住气，朝内，朝上用力收腹；收缩后悬停一点时间，然后放松，慢慢呼气，恢复正常呼吸。

脐锁一般做五次就可以了。身体不好时不要做。

该锁的运用也提升上行气，对于唤醒昆达里尼能量有效，可促进消化。

（3）喉锁。可以站式，也可以坐式。以至善坐方式坐好，如果不能采用这一体位，坐在凳子上也可以。双手分别放在大腿上，闭眼，或微闭；吸气，然后悬停；（也可以呼气，然后悬停；）头缓缓下弯，下巴靠紧锁骨的凹处（此即锁住），悬停，保持一点时间；缓缓呼气；缓缓伸直头，吸气。

喉锁一般做五次就可以了。身体不好时不要做。

该锁的运用有助于促进甲状腺健康，有助于消除烦恼和紧张，对于唤醒昆达里尼能量有效。

（4）舌锁。以至善坐方式坐好，如果不能采用这一体位，坐在凳子上也可以。闭眼，全身放松，腰背伸直；以舒适的方式让自己的舌头尽力卷曲后翻（伸展）。

舌锁可以加上其他一些相关的习练，例如呼吸的习练。

该锁的运用对于唤醒昆达里尼能量有效。因为舌头后翻，产生分泌液（甘露），有助于身体健康。

（5）指锁。以至善坐方式坐好，如果不能采用这一体位，坐在凳子上也可以。食指（代表风）和拇指（代表火）相扣，其余三指直伸。

指锁作为一个瑜伽锁，可以结合静坐来做。一般一次做十五分钟以上就可以。

该手印的运用促进能量的内部循环，而非流出。此手印有助于能量的保存和内部运行。

这五把瑜伽锁的实践，需要有合适的导师指导，以便保障有效和安全。在实践时，要随时观察我们身体的反应，若身体反应不适，就停下来。

像祈祷式

　　哈达瑜伽经典众多。我们比较熟悉的有《希瓦本集》《哈达瑜伽之光》《格兰达本集》《雅伽瓦卡亚瑜伽》等，它们各有特色和侧重。其中，《希瓦本集》不仅理论深厚，还提供了很多上乘的瑜伽功法。这里给大家介绍其中一种像祈祷式（Pratikopasana）。

　　像祈祷式的基本做法和步骤如下：

　　（1）准备一张自己满意的照片或画像；

　　（2）在晴朗的日子里，睁大眼睛凝视这一照片或画像；

　　（3）努力在这一照片或画像里看到内在的你、至高的你；

　　（4）仰望天空（最好是蓝天），尝试在天空中看到自己的至高意象。

　　坚持这一"像祈祷式"的习练，有不少益处：逐渐认识至上的阿特曼（真我）；获得"像"的恩典，变得快乐；长寿、聪明；摧毁罪恶，增加善良的德行；心意得到控制，拥有自由等等。

　　像祈祷式适合旅途中的商旅者、已婚者、从事吉祥活动者、陷入麻烦者。

像祈祷式的习练就如念诵曼陀罗一样，要求的条件非常有限。人们很容易习练。但可能有些人对像祈祷式信心不足。这里，我们做点哲学上的讨论。

吠檀多哲学谈论的梵我合一，是像祈祷式最高的哲学追求。吠檀多哲学的宗旨，就是要让我们在心智上区分真实与非真，利用否定法（"不是这，不是这"）认识现象世界的束缚真相，明白我们不是这个身体、不是这个心意等等，最终证悟唯有梵。

在这一像祈祷式中，习练者通过专注于自己的照片或画像，排除了其他的干扰，使得自己心意专注。专注的心意，通过想象性的觉知所指向的至高者（阿特曼），在心意上达成梵我合一的境界，或者说，心意消融于至高的自我中。长期习练，习惯自然，心意得到控制，人自然得到"像"（至高自我）的恩典。

我要强调的是，健康之人无须医生，已经会做的事情不需重复学习。已经明白自我的人，已经达到觉醒的人，不需拘泥于任何瑜伽方法，也不需拘泥于习练瑜伽的外在条件。因为，他已处于瑜伽中，甚至已经是解脱的灵魂，他在世上就是梵的显现。他是梵的位格化，是生命之梵。

雅伽瓦卡亚瑜伽中的冥想

冥想是瑜伽中的高级阶段。我们可以看到各种各样的冥想书籍和指导材料。例如，《冥想的力量》就是一部非常系统的冥想著作，其中可以看到对冥想的深度研究和指导。而《喜乐瑜伽》也提供了简洁却非常实用的冥想方法和实践。

许多人对冥想十分好奇，但了解不多。大致说来，冥想可分为两大类型：吠檀多类型的冥想和非吠檀多类型的冥想。由于瑜伽在绝大多数人那里被理解为"合一"或"联结"，所以在这里我们只介绍吠檀多类型的冥想。

在吠檀多类型的冥想中，冥想又分两类：有德之梵的冥想和无德之梵的冥想。也即是，冥想对象是有属性的，属于有德之梵的冥想；反之，则是无德之梵的冥想。

这种类型的冥想是为了达到个体自我与至上自我即梵的合一，这种合一就是三摩地——瑜伽的最高目标。

具体的冥想方法有很多，《雅伽瓦卡亚瑜伽》提出，各种冥想方法中最值得推荐和赞美的是冥想"他是我（自我）"。

　　如何冥想呢？可以采用莲花坐，也可以采用其他合适的体位，身心放松，注意力专注在鼻尖，冥想眼球中心的神圣者，冥想"他是我（自我）"。

　　这一冥想的核心是，意识到自己就是他（He）或那（That），那（That）就是我。那么，那（That）是什么？在吠檀多中就是梵，就是一切存在，也就是你自己的根基。所有的现象都依靠这个根基，一切都基于这个根基。我们在这个现象世界展示，而现象世界的一切都是有限的、短暂的、变动的，没有持久性和恒定性。我们不能依靠这个现象世界的对象。瑜伽修持，就是要我们摆脱对具体对象的执着，而把注意力专注在那个根基上。只有这样，自我知识之光才能升起，也才能带来我们生存论上的转化。

哈达瑜伽中的曼陀罗

曼陀罗，梵文为 mantra，词根 man-，意为思考，后缀-tra，意指工具，其字面意思就是"思想之工具"。曼陀罗不仅印度教有，佛教、耆那教、锡克教也有。瑜伽中有着大量的曼陀罗应用。

《希瓦本集》曾谈到四类瑜伽：曼陀罗瑜伽、哈达瑜伽、拉亚瑜伽和胜王瑜伽。但事实上，它们之间存在着互渗互存的状态。《希瓦本集》高度重视曼陀罗，它说：通过唱诵曼陀罗，"一个人在此世也在来世获得快乐"（5：232），"通过认识这一至上的曼陀罗，瑜伽士肯定获得成功（悉地）——曼陀罗给予心注一处的瑜伽士以所有的力量和快乐"。（5：233）

现在，我们来看看哈达瑜伽中的曼陀罗之使用。

曼陀罗有很多，如，OM 曼陀罗、歌雅特瑞曼陀罗（Gayatri Mantra）、摩诃曼陀罗（Maha Mantra）、希瓦曼陀罗（Om Namah Sivaya）、和平曼陀罗（Om Santih）。熟悉哈达瑜伽的人知道，在练习开始和结束的时候，都会使用曼陀罗（Vande Gurunam 和 Lokah Samastah）。

在哈达瑜伽习练中，唱诵曼陀罗首先是为了营造一个专注的氛围；其次是收摄我们的心意；复次是通过唱诵而达到一种瑜伽的联结。

哈达瑜伽的习练者，可以根据自己的喜好，或接受导师的推荐，选用一个曼陀罗，专供自己实践。摩诃曼陀罗，大家比较熟悉。这一曼陀罗最初出现在《普度斗争世奥义书》中，但其次序和目前流行的摩诃曼陀罗有一些差别。《普度斗争世奥义书》中的摩诃曼陀罗如下：

Hare Rama Hare Rama
Rama Rama Hare Hare
Hare Krishna Hare Krishna
Krishna Krishna Hare Hare

当前流行的摩诃曼陀罗如下：

Hare Krishna Hare Krishna
Krishna Krishna Hare Hare
Hare Rama Hare Rama
Rama Rama Hare Hare

而吠檀多爱好者，同时又是瑜伽习练者，一定会喜欢歌雅特瑞曼陀罗（Gayatri Mantra）：

Om bhur bhuvah svah
Tat savitur varenyam

Bhargo devasya dhimahi

Dhiyo yo nah prachodayat

习练阿斯汤伽瑜伽者，大都会唱诵如下曼陀罗：

开始前的曼陀罗：

Vande gurunam caranaravinde

Samdarsita svatma sukhavabodhe

Nihsreyase jangalikayamane

Samsara halahala mohasantyai

Abahu purusakaram

Sanka cakrasi dharinam

Sahasra sirasam svetam

Pranamami patanjalim

结束时的曼陀罗：

Svasti prajabhyah paripala yantam

Nyayena margena mahim mahisah

Go bramanebhyah subham astu nityam

Lokah samastah sukhino bhavantu

瑜伽人也可能会非常喜欢希瓦曼陀罗：

Om namah sivaya

而所有的瑜伽人都乐意唱诵的曼陀罗可能是和平曼陀罗：

Om santih santih santih

对于那些喜欢习练喜乐瑜伽的朋友，可以唱诵喜乐曼陀罗：

Om ananda

基于能量的瑜伽习练

在我们所倡导的大瑜伽观念中，我们认为，瑜伽含有运动性，但瑜伽不是体育；瑜伽含有哲理性，但瑜伽不是哲学；瑜伽含有灵性，但瑜伽不是宗教。

当我们谈论瑜伽的运动性的时候，我们的注意力在哈达瑜伽上。这里的哈达瑜伽是高度入世的，而不是传统上具有高度出世主义特点的哈达瑜伽。当我们谈论瑜伽的哲理性的时候，我们的注意力在智慧瑜伽上。这里的智慧瑜伽，有人会把它归于数论哲学，但我们所谈论的智慧瑜伽主要指向的是吠檀多不二论哲学。当我们谈论瑜伽的灵性的时候，我们的注意力在瑜伽对我们生命质量的提升上，就是从无明走向智慧、从黑暗走向光明、从轮回性生存走向觉醒的存在。在对大瑜伽整体性的理解中，我们在不同语境下，或在不同条件下，强调的重点有所不同。这里我们谈一谈基于能量的瑜伽习练。

根据吠檀多哲学，我们人有五鞘。第一是粗身鞘，第二是能量鞘，第三是心意鞘，第四是智性鞘，最后一个是喜乐鞘。可以看到，能量鞘在粗身鞘和心意鞘之间。

能量可以表现为比较粗糙的，也可以表现为高度精微的。人们往往通过呼吸法去关注能量鞘。但呼吸的空气本身不是能量。这里有一个转化的过程，呼吸要经过转化，才能成为能量。而能量鞘的能量来源是多方面的，有的来自呼吸，有的来自光照、饮食、磁场、宇宙精微能量的吸收等等。我们重要的七个脉轮就安处这个精微的能量鞘上，其中，脐轮可被理解为是能量转化的中心。正常情况下，通过调整、调养、刺激脐轮可以强化能量鞘。我们在脉轮瑜伽中可以看到，有很多辅助的方法可以护理能量鞘，强化和开发能量鞘，包括特定的音乐、色彩、水晶、曼陀罗，也包括习练哈达的体位、调息以及冥想等。

能量鞘足够的强盛和强大意味着可以为粗身鞘提供足够的支持和保障，没有足够的能量，粗身鞘就容易出问题。同样，强大的能量鞘也会给心意鞘提供支持。辨喜要求我们有"力量"，这个力量是整体的，也包含了能量鞘的强大。

尽管瑜伽习练者在习练他或她的粗身鞘，但事实上，这样的习练要基于能量鞘的习练。只有基于能量鞘的体位习练，才能让粗身鞘更加有"形"，让心意鞘更加有"意"，如此瑜伽人才能容光焕发。

具有魅力的瑜伽自我疗愈呼吸法

人依靠呼吸而活着。没有呼吸就没有生命。呼吸就是生命，呼吸就是普拉纳（Prana），普拉纳是宇宙能量。

我们大部分人很少主动意识到我们的呼吸，因为呼吸是我们最基本的生命过程，是"天赋"的生理行为。但我们很少知道"呼吸"也可以疗愈自我。

对我们中国人来说，生病了，就找中医或西医，找各种民间药方来治疗。不过也可以明确地说，我们的大部分疾病是不需要治疗就会好的，有时我们只需要休息，只需要睡觉。通过休息、通过睡觉，大部分疾病都可以自愈。我们是动物中的一种，自然界中其他动物没有办法看医生。对他们来说，休息、睡觉就是治疗。可是，我们很多人对于我们动物性本身所具有的自我治愈能力认识不足。

生病了，除了看医生、休息和睡觉等等之外，在瑜伽里还有一种有效的自我治疗方法，即自我呼吸疗法。我们平时已经有了固定的或习惯的呼吸法，但如果我们改变我们的呼吸法以及呼吸时候的意念，或者说我们改变一下我们的生活方式，或至少暂时改变一下我们的呼吸方式，我们的疾病可能就会得到缓解。

瑜伽自然呼吸（控制）法可以有效地帮助我们治愈很多常见的疾病。应该说，如果做得好，效果是非常明显的。

其基本方法和相关指导如下：

吸气——伴随着意念"吸进宇宙正能量滋养我的身体，并到达病源之处消除病源"；

住气——伴随着意念"吸收宇宙正能量滋养我的身体，消除病原体"；

呼气——伴随着意念"一切不好的东西都呼了出去"。

吸气时，创造新的、有助于抵抗疾病之物；住气时，专注于对病源的消除；呼气时，清除一切不好之物、败坏之物，并带出体外。

如果没有得到良好的指导，可以不做住气，只做吸气和呼气，自然地进行。持续时间，一般一次30分钟。根据实际，一天可以做若干次。时间可长可短。

如果没有什么特别的疾病需要治疗，我们也可以实践自我疗愈的呼吸法。在这个过程中，吸气可以体验为我们新生命的创造；住气，是我们生命的维系；呼气是我们的回归、消融、合一。平时，我们可以有意识地提升自己的下行气。这样的呼吸锻炼，对于健康很有意义，可以让我们充满能量，达成平衡。事实上，这样的习练具有良好的美容养生之价值。原因很简单，这样的习练是平衡的，并提供充足的能量。

　　这一自我疗愈的呼吸法具有广泛的应用性，人人可学。只要我们好好利用，可以让我们身体更健康，心情更愉快，生活更美好。

哈达瑜伽习练三境界

哈达瑜伽有三个境界：基于粗身习练粗身的境界、基于精身习练粗身的境界、基于因果身习练粗身的境界。

第一，基于粗身习练粗身的境界。很多人认为，瑜伽就是哈达瑜伽。尽管在传统的瑜伽系统中，我们可以谈论多种瑜伽，并且彼此差异很大。但到了当代，人们谈论瑜伽，首先想到、谈到、实践的就是哈达瑜伽。哈达瑜伽已经成为当代瑜伽的代名词。但这种哈达瑜伽所关注的是我们的粗身（physical body）。对于当代人来说，对身份的认同，最基本的就是根据这个粗身，而非其他。正因为此种认同，才有可能把瑜伽的根基首先聚集在粗身上，而并不关注粗身背后更加精微的东西。在瑜伽习练中，所有的体位法都是直接针对粗身的。这样的瑜伽习练可被视为第一个境界。

第二，基于精身习练粗身的境界。人不只是粗身。心理学、医学、神经科学等，对人体有着更为精深的认识，也给我们的瑜伽习练提供了更多的依据。根据传统瑜伽哲学，人有三重身体：粗身、精身和因果身。粗身前面已经谈过，就是粗身鞘。精身包括能量鞘、心意鞘和智性鞘。严肃习练瑜伽的，一定会思考并关注精身的这三个方面。一般地说，基于能量鞘来习练粗身，瑜伽效果会非常明显，也不容易受到伤害。在粗身伸展前，我们的能量就已经在前面了——这里的能量主要指的是呼吸。除了能量鞘，我们的心意鞘也会在粗身之前，也可以说，意在行之先——心意产生欲望，欲望产生行动。这样的瑜伽习练比较安全。同时，在进行哈达体位习练之前或之中，运用我们的智性鞘不断了解体位本身的状态，粗身的习练就会事半功倍。也只有这样，粗身习练才是真正的瑜伽习练。

第三，基于因果身习练粗身的境界。我们知道，我们众多的人生追求都是为了我们的幸福和快乐。人人都会追求幸福和快乐。瑜伽习练难道不正是为了我们真正的幸福和快乐吗？从事瑜伽体位的习练，其目的导向一定是快乐。没有快乐导向的瑜伽习练，只是单纯的体位练习，有什么意义呢？为了体位而体位，就是浪费我们寻找幸福的时光。对个体的我们来说，瑜伽快乐的依据就是我们的因果身。我们各种形式的体位习练，最终是围绕着我们快乐的生活这一目的。离开这一目的，就会出现瑜伽的偏离，就可能导致愚昧型的哈达瑜伽习练或激情型的哈达瑜伽习练。我们可以观察到，有人习练哈达瑜伽简直就是一种自我虐待；有人习练瑜伽则非常功利，目的是稳固而艰难的体位以及强大的呼吸或能量。这些都属于激情型哈达瑜伽习练。当然也有善良型的。

哈达瑜伽习练本身是一种苦行，但这苦行包含善良、激情和愚昧三大类型。

我们从三身来考察哈达瑜伽习练的三个境界是很有意义的。每个境界都可以深入探讨。当然，并不能简单地把一个习练者归于某一个境界，它们或许是交叉重叠的。这样的分析是为了我们理解上的方便。

毫无疑问，这三个境界的区别足以让我们对哈达瑜伽习练的个体差异性有一个清醒的认识。我们自然希望我们的瑜伽习练不止于第一个境界——尽管很多人在实践上仍停留在第一境界。对于广大的瑜伽爱好者来说，过于高难度的、过于追求精准的体位瑜伽并不适合。因为本质上，瑜伽并不仅仅只是一种身体锻炼的方法，而是一种整体性的方法。当然，也唯有整体的瑜伽才能达成瑜伽真正的目的。

瑜伽哲学实践与心理疗愈对治

当一个人的心被打开，安住在真正的自我中，各种所谓的精神疾病，尤其抑郁症是不可能发生的。

——题记

我们总是愿意相信这个世界是确定的，但是我们不得不承认，这现象的尘世之确定性只是我们的一种愿望，并不真实。在这不确定的尘世，我们如何过一种喜悦、自在、健康和真实的生活？

尘世中现象或对象的不确定，这本身没有什么不好，也没有什么好。但是，因为我们把我们的自我或我们真实的生命和这些不确定的对象认同起来，或依附于、执着于这些不确定的对象，于是忧伤、烦恼、痛苦、厌恶、困惑、不安、焦虑、愤怒、恐惧等等这些"心理健康"问题出现了，我们痛苦，我们难受，甚至我们生出了重度的心理障碍——焦虑障碍、心境障碍和人格障碍。而现实情况是，大量的人有心理问题但并没有看医生。各种程度的抑郁症者，数量非常巨大。我们也可以注意到，随着现代社会各方面的压力越来越大，心理和精神疾病的患病比率还会继续攀升。

面对尘世的不确定，面对人生的烦恼或痛苦甚或身心疾病，《摩诃婆罗多》说，智者应该毫不气馁、全神贯注地欢迎欢乐和痛苦、喜悦和悲伤。智者这种"欢迎"人生的痛苦和欢乐、悲伤和喜悦的实践底气从何而来？换句话，面对众多的痛苦、面对众多的心理健康问题，尤其面对普遍出现的抑郁症，我们如何对治？瑜伽哲学给我们提供这样一种疗愈对治的实践艺术。

苏格拉底说，未经检视的人生不值得过。瑜伽哲学，从一开始就是为了检视并解决我们生命和生活中无始以来的痛苦，从而回归生命本真的实践。每一位瑜伽人都熟知的帕坦伽利《瑜伽经》告诉我们，无明、我见、执着、厌弃和对生命的贪恋是人们痛苦的根源。瑜伽圣典《薄伽梵歌》说，把你的心意专注于我（专注我们的自我），虔信我（自我是确定的），祭祀我（不执着行动的结果），敬拜我（崇拜我们的自我），你将肯定臻达我（我们的真我）。瑜伽哲学就是要督促我们，让我们借助瑜伽的实践——无论是奥义书的智慧瑜伽，还是在行动中的行动瑜伽，是借由体位、调息、专注冥想等方式的胜王瑜伽，还是虔诚信仰的奉爱瑜伽——借助沉思自我真相，认清无明的本质，反省私我的我见意识，透视对外在不确定之对象的贪恋、执着的本性，从而回归真我、大我，获得平静和喜悦。

但就心理疗愈来说，瑜伽实践又不同于一般的心理学或医学的疗愈、对治模式。瑜伽实践不是临床式的，不是将寻求瑜伽哲学实践帮助的人看成是某类心理病人。每一个走近瑜伽哲学导师咨询瑜伽真谛的瑜伽人，每一个走进瑜伽馆跟着瑜伽教练习练瑜伽体位、调息、冥想的瑜伽人，每一个在工作中实践行动瑜伽的瑜伽人，都是身心相对健康的人。不同于心理学或医学的模式，瑜伽是完整的，在身—心（心意和智性）—灵（灵魂）这三个维度上，瑜伽通过自我哲学的智慧启迪、通过心的意识控制、通过能量自由顺畅的流动、通过不执的艺术、通过虔诚的自我信仰，达成生命的健康。瑜伽是完整的，意味着瑜伽不会丢失我们身—心—灵这三个维度的任何一个，意味着不会因着就心理疗愈而心理疗愈的某些偏颇，而丢失生命的整全和人之意义的完整。

我们生活在这不确定的尘世，我们的心就像是风中的火苗随风飘动。当瑜伽人以自我洞察的方式对这不确定的尘世、对存在众多"痛苦"的尘世进行沉思、审视和检验，这可以使得自我哲学成为我们身心行动的指导，可以使得我们成为我们自己身心灵这架马车的驾驭者，可以使得我们的心就如无风的火，因着回归真实的自我而和谐平静。

瑜伽伤害

瑜伽伤害（yoga injury）是一个新词。在传统瑜伽的历史上，似乎无人提及"瑜伽伤害"这一问题。瑜伽伤害应该是一个现代性问题，是在现代大量人群习练瑜伽的背景下出现的新问题。

不过，瑜伽伤害问题在历史上虽无人提及，但同样存在。随佛教一道传播而进入中国的瑜伽，其历史非常悠久。毫无疑问，在瑜伽修持中也出现过如"走火入魔"一类的现象。与现代不同的是，古代习练瑜伽的人数没有今天这么广泛，且古人习练瑜伽的目的依然是传统的三摩地，这一目的与人的解脱、觉悟、明心见性等关系密切。而在当今，对大量练习瑜伽的人群而言，瑜伽基本不涉及解脱、觉悟、明心见性这类有关自我真理的目的。对他们而言，他们的瑜伽就是哈达瑜伽，哈达瑜伽就是身体的体位，最多再加上调息和冥想休息术而已。

在古代，瑜伽伤害应该在身心灵三个层面都有出现；在当代，瑜伽伤害显然主要是身体的伤害。自从20世纪80年代现代瑜伽流行以来，不时会出现因瑜伽习练导致的身体伤害。但这类伤害基本上由瑜伽习练者和瑜伽馆、瑜伽教练等自我消化和解决，一般不会把它作为一个公共话题来谈论和关注。

在当代中国，瑜伽伤害已经成为一个公共话题，这表明，中国的瑜伽发展已经到了一个新的阶段，瑜伽的安全习练已经成为现实的需要；同时表明，我们的瑜伽实践正在走上一条规范化的发展道路。瑜伽伤害成为一个公共话题，得到人们的普遍关注，这本身可以促进瑜伽自身的反省，也可以促进瑜伽行业正视瑜伽自身的问题，促成处理瑜伽伤害问题的制度建设。这些对瑜伽整个行业的发展都具有非常重要的意义。

瑜伽伤害本身的确是一个问题，不能忽视。我国的各种媒体甚至中央电视台也都披露过这方面的问题。这些媒体基于自己对瑜伽的理解，通过报纸、杂志、电台、电视、网络等，揭示和关注瑜伽伤害问题。但出于各种可能的原因，有些媒体或记者个人在关注瑜伽伤害这一问题时也存在对传统瑜伽的误解。

首先，研究瑜伽伤害问题是瑜伽习练者的责任。人的安全是一个永恒的话题。身体的安全、心理的安全、心灵的安全，对于每个个体来讲，都是应予以严重关切的。无论是"通过身体的"瑜伽，还是"为了身体的"瑜伽，现代瑜伽都与身体有关。在身体的锻炼中，人们以为，为了身体的瑜伽，是一项完全安全或者安全度较高的身体活动，但事实上，任何一种身体活动都包含着风险，所以瑜伽习练者同样应意识到瑜伽习练的风险。

一般而言，瑜伽馆或者瑜伽教练教授瑜伽时，都应该与瑜伽习练者签订协议，协议就应该包含瑜伽习练可能带来身体伤害这一风险的问题。习练者需要对瑜伽本身有足够的认识，不能只看到瑜伽习练的有益方面。瑜伽馆和瑜伽教练也必须向瑜伽习练者解释清楚瑜伽习练中存在的可能风险。只有瑜伽馆、瑜伽教练和瑜伽习练者都充分意识到瑜伽习练的风险——包括瑜伽伤害的问题，才会让瑜伽习练成为一种正常的活动。那些极力回避瑜伽习练可能存在的身体风险，甚至说瑜伽习练毫无风险、绝对安全的瑜伽馆和瑜伽教练，则是我们要高度警惕的。

其次，研究瑜伽伤害问题是瑜伽馆的责任。瑜伽馆作为瑜伽教学的责任主体，需要承担相应的义务，需要向瑜伽习练者说明瑜伽本身可能会遇到的问题和存在的风险，这些都应该在与瑜伽习练者签订的协议上明确加以说明。如何处理遇到的不同瑜伽伤害问题，双方的责任和义务也应该明确规定。这不仅是对瑜伽练习者负责，同时也是对瑜伽馆、瑜伽教练负责。瑜伽馆不能无视、回避甚至有意掩盖瑜伽习练中可能出现的问题，而必须认真处理好瑜伽馆和瑜伽教练、瑜伽馆和瑜伽习练者、瑜伽教练和瑜伽习练者之间的责任和义务。

再次，研究瑜伽伤害问题也是瑜伽教练的责任。在瑜伽教学中，与瑜伽伤害关系最密切的两方就是瑜伽教练和习练者。瑜伽教练教学瑜伽需要科学、规范，需要明确告知练习者在习练中可能遇到的问题，需要采取保护性的措施尽可能避免问题的出现。瑜伽教练需要知道学员自身的身体状态，需要掌握每一个瑜伽体位所必备的身体条件，时刻关注学员体位练习的状态。过去，由于瑜伽教学不够成熟，很多速成的"教练们"不够重视瑜伽伤害问题，结果一些教练自己在自我习练中以及瑜伽教学中出现了一些自我身体伤害以及学员的身体伤害问题。

最后，研究瑜伽伤害问题对瑜伽行业的发展以及瑜伽本身具有意义。世上没有一种身体的运动是绝对安全的。作为一种身体的运动，瑜伽习练同样也会涉及伤害问题。既然需要面对瑜伽伤害问题，那么研究瑜伽伤害对瑜伽本身、对瑜伽行业的发展就具有十分重要的意义。回避瑜伽伤害是不明智的。瑜伽伤害不是一个简单的问题，它涉及瑜伽本身、瑜伽教练资质、瑜伽馆的责任等多个方面，甚至涉及瑜伽哲学、瑜伽体位、瑜伽心理、瑜伽传播、瑜伽商业等多个学科。把瑜伽伤害作为一个特别的领域来研究，这对于人们了解瑜伽伤害的原因、机理、预防、调理和康复都具有重要的意义。

从瑜伽传统的角度来看，瑜伽伤害可能发生在不同的层面。

传统瑜伽涉及人的身体、心智和心灵三个层面。瑜伽科学研究先驱斯瓦米·库瓦拉雅南达曾说："瑜伽有关于人类的完整信息。它有关于人体的信息，有关于人心的信息，也有关于人的灵性的信息……"① 相应地，瑜伽伤害也会发生在身体层面、心智层面和灵性层面。

我们可以注意到，到目前为止，人们所谈论的瑜伽伤害基本上是有关身体（粗身、肉身）的，而不是其他层面的伤害。现代流行的哈达瑜伽与传统的哈达瑜伽有着重大的差异，现代流行的哈达瑜伽之核心就是身体。传统哈达瑜伽则反复强调它是"通过身体的"瑜伽，而不是"为了身体的"瑜伽。但如今的哈达瑜伽既然只是"为了身体的瑜伽"，瑜伽伤害也自然就集中在身体伤害上了。换言之，瑜伽伤害就成了身体伤害。

身体层面的伤害，人们比较容易理解，它只涉及我们的粗身，例如皮肤伤、神经伤、骨骼伤。但我们对瑜伽伤害需要有完整的认识。

瑜伽伤害不仅仅发生在身体层面，也就是说，不仅仅发生在粗身层面。根据瑜伽哲学，人的身体可以分三身五鞘。三身就是粗身、精身和因果身。五鞘就是粗身鞘、能量鞘、心意鞘、智性鞘和喜乐鞘。粗身对应于粗身鞘，精身对应于能量鞘、心意鞘和智性鞘，因果身对应于喜乐鞘。在这里，我们将通过五鞘来整体说明瑜伽伤害问题。

人的健康不是单一的，它涉及人的不同层面。从瑜伽哲学关于人的三身五鞘的划分，就可以看出它把人体

---

① 《哈达瑜伽之光》导论，第5页。

看成一个复杂的系统。人们比较容易理解粗身层面的健康和伤害，但事实上，只要我们稍加解释，人们同样也可以理解能量鞘或能量身的健康和伤害问题。瑜伽人不能吃得太饱，也不能饿肚子，这是因为吃下去的食物会转化成能量，而能量是需要平衡的，不合理的食物结构和供应，是会伤害人的能量鞘的。基于能量鞘的平衡，我们可以对于瑜伽食物、瑜伽习练提出多种要求。而在瑜伽习练中，与能量鞘关系更为密切的是人的调息。科学的调息带来健康，不科学的调息带来伤害。

瑜伽也被很多瑜伽士视为控制心意的科学。而心意本身如猴子一样难以平静。心意控制需要有科学的方法。调息是其中一种方式，正如前面所说，调息需要科学地进行，否则就会产生问题。在瑜伽习练中，心意鞘还有多种不同的处理方法，不同的方法对于不同的人也有不同的效果。但不管哪种处理方法，都是要促进心意的平静。一旦心意不能得到控制，就会出现混乱，带来诸多问题。

冥想被视为一种有效的控制心意的方法。但我们知道，冥想有各种各样的冥想，有的比较简单，有的比较复杂。因为冥想是朝内的复杂的自我调理系统，故需要特别谨慎。有一些人并不适合冥想，例如精神轻微分裂的人、有心理疾病的人，等等，这样的人从事冥想有可能导致更大的精神分裂和心理疾病。瑜伽教练必须对学员有充分的了解才能教导冥想，尤其是高级冥想，更需要谨慎处理和教学。否则，一旦心意鞘受到伤害，就很难予以修复了。

　　心智层面的伤害，涉及的是智性鞘，即人的理性和思维。这种心智伤害指的是，如果人们对瑜伽知识没有全面的理解，我们在习练瑜伽中就会出现认知偏差，由此伤害我们的心智。人之所以为人，是因为人类始终会追问"我们是谁"、"我们从哪里来"、"我们最终到哪里去"等这些的根本问题，用传统的语言来说，就是灵魂问题、生命意义问题、终极关切问题。瑜伽哲学可以帮助人们走向对这些问题的科学追问和关注。但这就要求瑜伽教练要有极高的哲学底蕴和知识。而当下众多的瑜伽体位教练并不具备这样的哲学知识和能力，一般的哈达瑜伽也不可能解决这些问题。我们的瑜伽教练或导师，必须精通智慧瑜伽，否则就难以在这个领域提供指导和服务。错误的瑜伽思想自然会导致错误的瑜伽实践，也必然导致智性鞘的伤害。我们注意到，尽管有的瑜伽教练可能在如体位甚至呼吸等方面做得很好，但由于他在瑜伽哲学方面完全是外行，他带出的学生在智性鞘方面就乏善可陈，这是否可以说是一种心智上的伤害？

　　最后，我们还可以谈谈人的喜乐鞘。喜乐鞘属于因果身。从根本上说，人人都会追求快乐。快乐也有不同的层次。一般而言，有二元论的快乐和非二元论的快乐。瑜伽最终关注的快乐，往往不是二元论的快乐，而是非二元论的快乐。在这一领域，需要培养多种素质或瑜伽德行，例如不执、不害、目击者意识、平等、平静等。当然，这是更深层次的要求了。事实上，要在这一层面避免瑜伽伤害，只有摆脱无明（avidya）才有可能。

总之，瑜伽伤害是一个复杂的问题，其最终的解决需要依靠瑜伽行业本身。2014年，第二届中印瑜伽峰会首次正面讨论了瑜伽伤害问题，这标志着中国瑜伽行业的逐渐成熟。而在中国瑜伽教练的众多微群中，不少知名瑜伽教练和知名导师也在一起探讨瑜伽伤害问题，他们从各自擅长的方面探讨瑜伽伤害、安全训练以及伤害预防等问题。

我们要意识到，瑜伽伤害不仅涉及身体层面，事实上它还涉及瑜伽领域的多个层面。所以，我们不仅要关注体位法层面所带来的身体的瑜伽伤害，也需要关注诸如因呼吸、冥想、瑜伽观念等方面的不当所带来的伤害。通过对瑜伽伤害问题的关注和不断研究，共同促进中国瑜伽的健康发展。

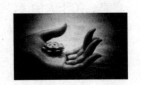

THE SEA OF YOGA 瑜伽经验

THE SEA OF YOGA
THE SEA OF YOGA

THE SEA OF YOGA

完整的瑜伽

瑜伽科学研究的先驱、凯瓦拉亚答玛瑜伽研究所的创立者斯瓦米·库瓦拉雅南达曾经指出，瑜伽有着关于人类的完整信息，即关于人体的信息、关于人心的信息、关于人的灵性的信息。他的这一表述体现了我们当代理解瑜伽的整体主义立场，那就是，瑜伽有着关心我们人类身心灵的完整信息。回顾历史，综合来看，瑜伽是一条巨大的河流，这条河流构成了巨大的瑜伽传统。

在《至上瑜伽》中，圣人瓦希斯塔把瑜伽分为两个类别，一是从普拉纳（能量，呼吸）的角度来理解的瑜伽；二是从心意的角度（智慧）来理解的瑜伽。在瓦希斯塔圣哲看来，心意角度的瑜伽更具有自我知识的真智慧和彻底性，而单纯从普拉纳出发的瑜伽并不够彻底。结合瑜伽发展的历史，G. S. 萨海在《哈达瑜伽之光》的导论里也把瑜伽分为两大类：第一大类是薄瓦那瑜伽（bhavana yoga），即通过培养我们的心意对世界的一种准确态度，而把生命带进圆满中。这一类瑜伽包含了我们所讲的智慧瑜伽、虔信瑜伽、行动瑜伽；第二大类是普拉纳－商雅玛瑜伽（prana samyama yoga），即通过控制我们的呼吸（调息），而控制心意和感官，从而达成圆满。这一类瑜伽包含曼陀罗瑜伽、哈达瑜伽、拉雅瑜伽、胜王瑜伽。综合起来，可以看到，瑜伽包含了三个方面：身体、心智和灵性。

在当下世界，哈达瑜伽盛行，哈达瑜伽的风吹遍了全球的各个角落，甚至于"哈达瑜伽"一词就代表了"瑜伽"。哈达瑜伽影响巨大，传统的哈达瑜伽本身也包含着非常丰富的内容。只不过，很多瑜伽馆所教学的哈达瑜伽只是哈达瑜伽的某几个方面，并不完整。或者说，"暂时"放下了哈达瑜伽某些方面。在"身体"这一方面，哈达瑜伽尽其所能展现了它强大的功能，并为瑜伽现代的复兴作出了巨大贡献。

瑜伽不仅是身体的。在解决身体问题的同时，瑜伽还有更深的层次，还具有解决人的心智和情绪方面问题的一面。作为道路和方法，瑜伽解决认知、情感、情绪中的问题。瑜伽并不仅仅依赖经典中的教条，而且依赖身心的体验和证悟，通过证悟使得身心情绪得到理解、舒缓、疏导。在处理情感及情绪问题时，有一种瑜伽的创造性在里面。例如，脉轮理论在处理人的情感、情绪以及能量流动时，具有独特的解说力和实践的运用力。行动瑜伽、虔信瑜伽等也都有其特别的价值。

但是，瑜伽要解决的终究是我们人的根本问题，也就是儒家所讲的，人的安身立命问题、人的觉悟觉醒问题以及人的圆满问题。在这方面，不同文化有其各自不同的解决方式。例如，道家主张人法地，地法天，天法道，道法自然，通过"人道合一"而达到问题的消减，由此解决了安身立命的问题。《周易》中，从宇宙存在到世间万物变化的过程，也可以看作一种个体自我与终极实在的内在联结。

而瑜伽追求的联结，有身体的联结，心智的联结，更有灵性的联结。尽管作为普通人，我们最关心的是能量流动的联结合一。但身心灵的问题并不是对立的，而是整体性的。没有心意的稳定，就没有身体的稳定；没有身体的稳定，也难有心意的稳定；而没有智性的通透，就不会有心意的稳定。

但无论怎样，瑜伽都是整体性的，不仅仅是关于知识信息的，而是知行合一的；不只是理论的，更是实践的和亲证的。

哈达瑜伽的非二元经验

哈达瑜伽的理论基础可以见诸吠檀多不二论哲学。只要考察诸多哈达瑜伽经典文本，我们都会看到哈达瑜伽要我们通过身体导向最终的梵我合一，这个合一就是让阿特曼（梵）之光照耀。

我们知道，人有五鞘（身体），这五鞘遮蔽了自我之光和自我的喜乐。那么我们如何理解哈达瑜伽的体位法等可以让我们经验梵我合一这一非二元的经验？

能不能经验到一种特别的经验或自然的经验，取决于我们的心意。当我们心意纯粹之时，我们就可以直接感知和经验阿特曼之光。心意不纯，所体验到的阿特曼之光就是被遮蔽的或被扭曲的。阿特曼之光的照耀状态就是非二元的状态。遮蔽了这光，就只能经验二元性经验。遮蔽的程度越严重，我们就越处于二元分离的经验状态中。

通过哈达瑜伽体位等方法控制我们的身体（而不是受到身体的控制），感官就处于一种被控制的状态（制感），感官被控制，感官的行动就被约束了，心意也就得到了相应的控制，我们就会暂时摆脱二元性的状态。事实上，对身体的控制包含：被动的身体控制，能量带动的身体控制，心意带动的主动的身体控制。心意得到了控制，我们就很容易进入非二元的经验。

我们有三类经验。

一是二元性经验，人人都能体验到。在这一经验中，有主体，有客体，有经验过程，有经验内容。

二是一元性经验，或消融性经验。这种经验是一种拉雅（laya，消融）状态。我们不能谈论一元性经验本身，只能做一种整体性的描述。一滴水融入大海就成了大海，而不再有水滴和大海的二元分别，这是主体消融于客体或主体自我消融的过程。这种经验是喜乐的经验。但如果这一经验中还含着私我，则这种经验会给人带来恐惧感。

三是不二的经验。这种经验，形式上包含二元性，但经验本身超越二元，可以说是非二元的，这种经验就如牛奶倒入了牛奶中而超越了分别。通过智慧瑜伽，我们可以达到这样的境界。我们也可以通过有意识的哈达瑜伽锻炼而达到。哈达瑜伽的重要哲学基础是吠檀多不二论哲学，但哈达瑜伽与吠檀多有一个区别，那就是它特别强调身体的重要，把身体视为"金刚身"。这个身体本身的习练应该是非二元的。事实上，也确实如此。在习练瑜伽中，在有效体验体位的过程中，我们成为了我们身体、呼吸、心意等等内在的观察者或目击者——不是为了体位而体位、不是为了呼吸而呼吸，而是要成为我们自身的观察者或目击者：即，观察我们身体的体位，观察我们的呼吸进出，观察我们心意起起伏伏的波动，并在这观察或目击中经验使得体位成为体位、使得呼吸成为呼吸、使得心意波动成为波动的那一根本的自我意识。

当然，如果我们练习哈达只是把注意力放在体位上，而缺乏一种自觉的目击意识，那么，哈达瑜伽就成为体育运动，而不是瑜伽了。但即便是像体育运动一样的哈达瑜伽，我们也可能会体验到非二元的经验！有了一种自觉的目击意识，我们就会在体位中更容易体验到美妙的非二元经验。

传统瑜伽的两种生活道路

传统的瑜伽文化提供了两种生活的道路，包括四个目标。

第一是帕勒瓦拉蒂（Pravrtti）道，其目标包括：正义（dharma 或道德）、财富（artha）和感官享受（kama）。第二是涅瓦拉蒂（Nivrtti）道，其目标包括：解脱（moksa）。

在传统上，专业的修行人选择的是 Nivrtti 道，他们完全放弃了世俗的现象世界，专注于解脱这一目标。在当今社会，一般大众也普遍重视自身的灵性发展，但他们更专注于 Pravrtti 道，专注于道德、财富和感官的享受，基本上是以物质对象为目标导向的生活道路。

印度传统的改革家罗摩克里希那，试图把这两条道路结合起来，使得即便是在家的居士也可以走上解脱之道。事实上，《薄伽梵歌》倡导的，也是这两条道路的结合。

在后现代的今天，我们要平衡我们的生活，也既需要入世，又需要出世，甚至需要超越入世和出世的界限。但其实，在本质上，瑜伽没有入世和出世的实质分别，瑜伽的实质是要我们识别自我的真相、识别这个世界的真相，并在识别真相的基础上，自由自在喜乐地生活在这世上。

雅伽瓦卡亚的教导

雅伽瓦卡亚是伟大的圣人，他在《大林间奥义书》中告诉我们："如同击鼓，外现的声音不能把握，而把握这鼓或击鼓者，便能把握这声音。如同吹螺号，外现的声音不能把握，而把握这螺号或吹螺号者，便能把握这声音。如同弹琵琶，外现的声音不能把握，而把握这琵琶或弹琵琶者，便能把握这声音。"这段话是告诉我们，我们不能把握外在的声音，但通过把握发音的源头，就能把握任何声音。也就是，得"一"就得"多"，就如鼓或击鼓者、螺号或吹螺号者、琵琶或弹琵琶者，抓住了根本，就抓住了一切。

我们学习瑜伽也一样。有人每日习练三小时，甚至八小时，但学了三年、五年甚至十年，都没有学到瑜伽的根本，不认识瑜伽的奥义，甚至连瑜伽的门都没有进。这样的学习就如追逐远远传来的鼓声、螺号声、琵琶声。学习瑜伽需要学习瑜伽的根本，需要用有限的精力抓住瑜伽之鼓、瑜伽之螺号、瑜伽之琵琶，弄清瑜伽之击鼓者、瑜伽之吹螺号者、瑜伽之弹琵琶者。《庄子》里的庖丁解牛的故事，讲的也是这个道理。

对于瑜伽人，这个"一"就是"自我知识"，用吠檀多的语言来说，就是梵。获得了自我知识、明白了梵，才算得到了"一"，才算找到了击鼓者、吹螺号者、弹琵琶者，如此，我们才能把握鼓声、号声、琵琶声，我们才能走进瑜伽的门，喝到梵乐的甘露，得到我们的圆满，进入没有孤独、寂寞的存在之境，进入没有模糊、颓废、迷茫、虚脱的意识之境，进入没有二元对立的痛苦、烦恼、忧虑的喜乐之境。

生活中，"得一"者并不容易遇到，不管他或她如何宣称自己"得一"了。

也许，语言安静了，瑜伽就练成了

　　传统的哲学都需要解释一个难题，即，那原本圆满的太初之"一"（上帝、无极、道、梵）如何成了"多"？这个问题似乎困扰着众多的哲人，也困扰着今天仍在思考的一些哲人。

　　瑜伽中有一种传统观点，我们的真正本性（个我，吉瓦）与展示一切的终极者——奥秘（梵，道）——具有同一性。我们与这个奥秘不是分离的，并没有二元对峙的现象。这个奥秘永恒、持久、不变。它无处不在，无时不有，永恒存在。传统上，这个奥秘也可以称之为上帝或神。太初，这个奥秘安居自身，身处喜乐的海洋，不知何因，在它之中出现了扰动，于是，从逻辑上说，宇宙的创造之舞便开始了。而在这个过程中，与此奥秘同一的我们暂时遗忘了我们与这个奥秘的关系，甚至忘记了我们就是这个奥秘，于是我们陷入了无明之中，陷入了主客对峙的二元世界中。随之而起的是，我们因为感受到我们的有限和局限而深陷恐惧和虚无。

　　这样的说法并不是要科学地解释太初发生的一切。这样的说法只是给我们提供了一种可能的解释模式。从跨文化的角度来看，我们当然可以找到多种其他的解释模式。《圣经》里谈到蛇引诱夏娃偷吃禁果，从而导致了二元性的出现，导致了人与终极对象耶和华之间的彻底分离。中国的黄老哲学告诉我们，太初有道，道生一，一生二，二生三，三生万物。商羯罗吠檀多不二论告诉我们，是摩耶遮蔽了我们，致使我们升起了二元而陷入无知的境地，忘记了梵我合一。这些系统的知识，都是解释的模式。

解释模式不是用来怀疑的，而是用来帮助我们在生活中安顿我们的身心灵的。一切理性的反思都基于某种神话或解释模式。我们不能自己说，我们的解释模式是唯一正确的。但我们可以接受我们认可的模式，我们也可以不断地修订我们的解释模式。一种好的语言，一定会提供好的解释模式。但语言就如符咒或幽魂一样，作为理性之子，我们想要冲过、超越语言的界限，然而，每次冲过、每次超越，都只是把我们的世界变得更大，太初的奥秘似乎也更加奥秘了。

但是，尽管我们无法回到太初，我们无法回到非二元的开始，但我们有了某种解释模式，却可以结束这二元的对峙。就如医生的药方，虽然我们不知药方之理，但却知道按照这药方服药，就可以治好我们的病。因着这世上不知何时而起的二元对峙，我们深陷烦恼、痛苦和悲伤之中。但当我们不再困扰于二元性时，我们的心意就安静了。瑜伽就是控制心意的波动。而习练瑜伽者，心意难以控制，原因之一就是难以控制语言——心意动，语言就动；语言动，心意就动。心意和语言何者为先，就如一元二元何者为先一样，对于控制心意波动这一目标来讲，并不重要。

于是，在瑜伽实践中，有人开始禁语了、沉默了——但这禁语、这沉默是针对太初的。

也许，语言安静了，瑜伽就练成了。唵！

倾听感官的声音

上天给了我们很多，但我们常常并不真的知道我们所真正拥有的东西。人是一个如此复杂的系统，以至于许多大哲认为，宇宙有多复杂，人就有多复杂。宇宙是一个宏观的"人"，我们个体是一个微观的"宇宙"。认识人，也就是在认识宇宙。同样，认识宇宙也就是认识人。不过，这里我们需要有一种瑜伽联结的思想。

人体可分为多个系统，如呼吸系统、消化系统、循环系统、免疫系统、神经系统等等。根据瑜伽哲学，我们可以根据粗身、精身和因果身这三身以及五鞘理论来谈论这些系统。

现在，我们把注意力集中在粗身上。粗身包括各个不同的器官或感知系统。当感官出现问题，也就是，粗身鞘出现问题时，感官的正常运作就会受到阻碍。

所以，我们要善于倾听感官的声音。瑜伽内视，不仅可以让我们倾听感官的声音，甚至"看见"我们的感官。经由瑜伽，眼耳鼻舌身意都可能发生变化，使我们具有更加深入的洞察力、更加稳定的自控力、更加健康的五鞘体系、更加喜乐的身心灵状态。

具象化的梵我合一

天人合一或梵我合一，在大多数人看来可能都是一个高不可攀、神秘莫测的至上之境。以前，我也是这么认为的，这么坚持的。结果，我根本不知道天人合一或梵我合一究竟是什么。

有一次，我在香港中文大学钱穆创办的新亚书院遇到一个人。他告诉我，钱穆先生的"天人合一"是具象化的。中大的山上有个"合一亭"，便是依据钱穆所传扬的"天人合一"理念而建的。坐在亭下的石凳上，可以眺望吐露港；亭前的水池，映照出远近天水一色。身处其间，人便可以经验天人合一之境。

对于瑜伽人，梵我合一是不是也可以如此具象化地被经验呢？瑜伽人，一旦有了合一之念，我们就可以通过多种方式经验到梵我合一，甚至吃饭、睡觉、喝水、沟通、拥抱、相爱、音乐、绘画、工作、游戏、讨论、念诵、体位、冥想等等，都可以经验到梵我合一。这是实在的——这既是实实在在可以经验到的经验，也是瑜伽实践中最为实在的经验。

比如，当你在做拜日式体位时，你每一次双手上举、抬头仰视，就是与上天宇宙能量相联结、拥抱、接

纳和融合；你每一次低头、弯腰、双手触摸大地，就是
与大地能量相联结、感应、感恩、接纳和融合；你每一
次的吸气，诸神就向你走来；你每一次的住气，诸神就
与你同在；你每一次的呼气，就是你向诸神走去。你与
宇宙一体，你融在宇宙中，宇宙融在你中；你在梵中，
梵在你中，你就是梵。这是实在的——这既是实实在在
可以经验到的经验，也是瑜伽实践中最为实在的经验。

　　瑜伽人啊，你是否也可以经验到这样的经验。

《格兰达本集》中的三摩地

传统哈达瑜伽的理论基础是个体自我与至上自我的合一，是梵我合一。这个合一就是三摩地。

《格兰达本集》第六章讨论的是冥想。它说，冥想分三类：粗糙对象冥想、光冥想和精微对象冥想。我们冥想某个特定人物，比如，自己的导师或某个神圣对象，这被称为 sthula（粗糙对象冥想）；我们冥想梵或原质为一团光，这被称为光冥想；我们冥想宾度（点）或昆达里尼能量，这被称为 suksma（精微对象冥想）。粗糙对象冥想不及光冥想，光冥想不及精微对象冥想。不过，事实上，任何一种冥想都很有意义，例如，冥想昆达里尼在海底轮，我们的个体自我就是昆达里尼的火苗，可以把这火苗冥想成光明的梵。类似地或功能相似的冥想是，冥想我们两眉之间由"唵"构成的光。在精微对象冥想中，我们也可以通过希瓦身印而达成更好的冥想效果。

有了好的冥想之练习，我们就可以讨论三摩地了。

三摩地的本质是将心意（manas）与身体分离开，并与至上自我相结合。在此，瑜伽士意识到自己是梵，除了梵，一无所有；意识到自己不是悲伤的分有者，而是存在本身、意识本身、喜乐本身，是永恒的自由。

这样的三摩地状态，《格兰达本集》提供了非常具体的实践方法。这些方法分别基于不同类型的三摩地：冥想瑜伽三摩地，实践方法是希瓦身印；那达瑜伽三摩地，实践方法是逆舌身印；拉萨南达瑜伽三摩地，实践方法是黑蜂住气法；拉亚瑜伽三摩地，实践方法是母胎身印；虔信瑜伽三摩地，实践方法是冥想心中神圣者；胜王瑜伽三摩地，实践方法是让心意与至上自我合一。

人们可能对三摩地有一种特别的神秘化理解。其实，三摩地当下就可以理解。传统上，三摩地与世俗的一切喜乐分离，但事实上，传统的三摩地并不是远离或断裂于一切世俗之物，而是达到一个境界——不执。达到了不执之境，尽管他在生活中与普通人一样，但事实上根本不同——就如某人在学会游泳之前，各个方面都同大家一样：体重、习惯、爱好、年龄、教育等等。然而，区别很大，后者不会游泳，掉到水里就不得不喝水，甚至被淹死；会游泳者，即便掉到了水里也不会被迫喝水，更不会被淹死。经过训练而达到三摩地的人，不会被这世界所束缚，他在世上，他在这世中，但他始终自由、自在、智慧、喜乐。因为他知道，他是那个自由的目击者、永恒的目击者、不变的目击者。他或许与人们一样在这个时空中游戏。他是世俗的，也是神圣的，或超越世俗和神圣的，他就是那样。他感受这世上的一切，但却喜乐地生存于这世界中。

　　三摩地并不神秘。我要告诉你的是，只要愿意实践，这样的三摩地人人可得。

跨过你的坎

　　生命的通道千万条。但我就是那么难以理解、那么难以碰到通畅的一条道？我探索，我本能地探索。

　　上天给我的都是不圆满，一切似乎都残缺不全。我不帅不美；我脾气古怪，难以让人接受；我的爱好又是那么的另类，居然要在卧室里养条蛇；我的感情那么丰富，但却得不到一点安慰；我的爱情之路那么曲折，我的财运那么差，我的官运那么糟糕。我求法，跑进教堂，见了神父，进出道观，拜了十个八个师父，但我根本就没有见到道、见到天、见到神、见到法。我的求道就如穿越游戏场，终归一无所有。我是灵魂的流浪者，我去了喜马拉雅山，去了恒河，跑到了天山，也跑到了伯利恒，然而我依然在流浪，我的家园空空。

　　放弃了一切的希望，摆脱了一切的欲望，但却依然有一股力量潜伏在我的心房，蠢动在海底深处。我绝望，我彷徨，我向天歌唱，唱出我的绝望，唱出我的彷徨，可是没有安慰，没有依傍；如此生活，我不认识你，你不认识我，我们都是画中的像，流动的画片，暂时住在时空的广场。

　　在时间的黑暗中，我看见天地玄黄；我吃了智慧之果，睁开眼睛，看到了一个又一个世界，世界与世界相连，层层叠叠。那世界只有一味，只有一色，只是原生的宇宙之汤。我就是那汤本身。

一切因汤的搅动，一切因汤的变幻。变幻一次，就有无数的名色世界。短暂的，有限的，伴随着不断地遗忘。

我记起来了，我是多出的那一位，我是不参与的参与者。而我一旦认同了什么，我就是什么；一旦我意识到了认同的问题，我就立刻摆脱了那被认同的。因为错误的认同，我陷入了无尽的轮回之海洋。一切都是因为无知——因为无知，一切成了可能。一切都是因为知识——因为知识，一切又成了虚幻的非真。

芸芸众生，都有一道难以跨越的坎，都有一道需要打开的门。这道坎，就是私我错误认同的坎；这道门，就是摩耶的遮蔽和投射之门。但是，只要你跨，你就会跨过这道坎；只要你敲，这道遮蔽和投射的门就会打开。跨过了这道坎、打开了这道门，你就进入一个本然的世界。你就走过，再走过，飘过，再飘过。没有疑惑，没有纠结。只有白白的恩典！

这恩典让我超越时间和空间的摩耶，超越人性和理性的摩耶，超越灵性和力量的摩耶，超越知识和无知的摩耶。白白的恩典，让我白白地生活，喜乐地生活。

我再次遗忘，但我不再彷徨，只是生命的自然展示。穿越风沙，摆脱二元，如春风吹拂，如夏日荷花。

我不再言语，不再逻辑，一切都成了，就只有一个词：成了！

　　成了，就是喜乐。喜乐带着我跨越了那道坎，穿过了重重迷幻，带来了能量。能量成了喜乐。喜乐，就如先知的话语，包含一切。喜乐就是圆满，喜乐就是智慧，喜乐就是存在本身。你尽可以停留在喜乐中。你也可以游戏一般稀释喜乐，直到一切二元升起，而如愿进入无尽的轮回。但是，你明白轮回的真相，你明白轮回中的这一切。你只是生存，你只是意识——只是观察、只是目击这轮回、这轮回中一切的意识。但你从不卷入，你从不卷入这二元的轮回世界。

　　你只是存在—意识—喜乐。

THE SEA OF YOGA 瑜伽成长

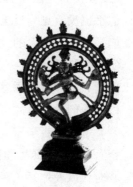

THE SEA OF YOGA
THE SEA OF YOGA

THE SEA OF YOGA

瑜伽人对意义的追问

对意义的追问或追问人的意义，是非常迷人的。事实上，自然界中除了我们人，其他动物不会追问意义（或者我们无法了解到它们是否会追问意义）。神话中，似乎也没有见到过天使或天神对意义的追问——因为他们是"工具性"的。在西方文化中，全部的《圣经》其实只告诉了我们一个议题以及对这议题的圣经回答，即，只有"被蛇诱惑"而吃了"智慧果"的亚当、夏娃以及他们的后裔才可能追问意义。

古代的哲学家（爱智者）把追问意义视为哲学（爱智），并因此撰写和留下太多的智慧之作。我们人在轴心时代以及之后，就一直卷入追问意义的意义之海中，从未曾停止。很多人，可能是名人，也可能是普通人，更因为意义的"魔咒"而使他们以各种方式终止他们本来就短暂的一生。

如果你在那里追问，你一定会追问到意义本身的意义，就如你要追问世界的存在，一定会追问到世界为何如此而在。人们几乎不可能在这个世上找到绝对的意义，或得到意义本身。

对意义的追问还可以追问到生物体为何"存在"这

世上？我们太多人可能还是从生物进化的角度来理解，从生物体本能的角度来理解的——我们的意义可能建立在本能之上。但后现代哲学告诉我们，人的意义不是先在的，而是后在的，是由人自己赋予的。至于人们如何赋予自我以意义，则是另一个问题。对于这样的问题，英国后现代思想家库比特，持续思考了几十年，直到现在也还没有停止思考。

不同的哲学或实践之道，为我们的生活确定了某种基础性的东西。只要我们的追问不对其"基础"或"前提"发起怀疑，其提供的意义之海就是完整的，就是可以持续的，不然，就会崩塌毁坏。不少的诗人、哲人和艺术家等，正是因为其意义的这一"基础"或"前提"受到挑战，而导致其人生大崩溃的。这是很自然的事。

作为瑜伽人，我们的意义在哪里？或者，我们瑜伽的意义之"基础"或"前提"是什么？在某种程度上，这取决于我们持有哪种瑜伽哲学的基础、持有哪种瑜伽实践的方式。我们需要承认并宽容地接受：不同的人对瑜伽理解不同，感受生活的方式也不同，其对意义的理解和实践也会不同。

例如某个瑜伽人，或许他的体位动作非常精准，但他可能是一个虚无主义者，他习练瑜伽，完全在体位上，在体位如何带来身体的变化上。又如某个瑜伽人，或许他精通数论，但他根本上否定数论哲学之合理性，尽管他从事瑜伽（练习或教练），但他全然感受不到帕坦伽利的数论哲学立场并实践之，从而无法获得帕坦伽利瑜伽的益处，他也不会认为帕坦伽利所说的有什么真正的意义。再如某个瑜伽人，他可能持吠檀多哲学立场，他会感到人之存在的意义，他从事的瑜伽有意义，他会把瑜伽视为通向意义之圆满的梯子或桥梁或道路。再如某位哈达瑜伽士，他把身体视为圣殿，高度关注身体，但他认为人的意义不在这个圣殿本身，而是要通过这个圣殿到达他所追求的三摩地境地。

瑜伽人，需要在"瑜伽之海"（the Sea of Yoga）中遨游，需要把他的意义定位在"瑜伽之海"中，需要在这个大海中找到自己的位置，并在这位置上坚如磐石。若离开这个"瑜伽之海"，则他在这海中的一切身口意的活动都不再有意义，他的瑜伽即刻崩塌。其实，一旦他有了这样的想法，他就已经在用头撞那面南墙了。作为一个瑜伽人，要在瑜伽之海找到自己的根基，这个根基就是瑜伽哲学所提供的形而上的意义图景。在这个图景下，我们才会达到梵我合一的圆满之境，我们的身心灵才会得到完全的安顿。

在历史上，各种极端的生活方式都曾经存在过，但在新的处境下，在当代的现实下，我们的意义完全可以安顿，我们完全可以进入存在、意识和喜乐的胜境，我们完全可以达到没有烦恼、没有恐惧、超越生死的胜境。瑜伽图像的根基是可靠的、牢固的。我们之所以有时迷茫，是因为我们还没有真正进入或接纳瑜伽的根基。

它就在那。你敲门，门就开。

保守还是公开哈达瑜伽的秘密

哈达瑜伽是一门独特的生命科学。《希瓦本集》第5章254节说："渴望成功的瑜伽士应该很好地保守哈达瑜伽这一神奇的科学。保守秘密，它就有强大的力量；公开它，它就变得没有力量。"希瓦还说："帕拉瓦蒂啊，这门知识从一开始就保密。有智慧的人都要保守这哈达瑜伽的知识秘密。"而《哈达瑜伽之光》第1章11节也说道："瑜伽士应该小心地保守哈达瑜伽这门知识的秘密。守密，它有非凡的效果；泄密，效果全无。"

那么，究竟应该守密还是要公开这门知识呢？现实是，哈达瑜伽早已经普遍地为大众所知。

在古代，哈达瑜伽只有少数人习练。哈达瑜伽属于纳特派，这个派别在当时的社会中并非主流。其鼻祖们要让这门知识流传下来，就必须要得到精准的传承，这就要求研习哈达瑜伽的弟子具有很高的素质，否则，知识的走样或歪曲就会让这个派别很快消失。哈达瑜伽是精准的知识，其内容非常精妙，若非专业的合格导师的亲自指导，就很难学会。并且在古代，科学不发达，自行习练哈达瑜伽可能会带来身体的伤害（在当今现实中，也时常出现瑜伽练习中的伤害问题）。无论从自身的传承出发，还是练习的安全性考虑，保守秘密都很重要。所以，若守密，并得到精准的指导和准确的练习，效果就非常明显；若泄密，且没有得到精准的指导和准确的练习，则效果全无。

从更深的层面来说，哈达瑜伽传达的最高哲学是非二元的，但一般大众习惯的思维是二元性思维。习惯于二元性思维的大众，并不容易理解非二元性思维，因为不理解，就可能否定非二元思维，并进而否定整个哈达瑜伽的知识。从这个角度看，我们也可以理解经典中所要求的"守密"了。

今天的人们普遍习练哈达瑜伽，这要归功于多种原因。其中一个重要原因是，哈达瑜伽的基本内容被现代化和科学化了。哈达瑜伽在现代的转型，其实质已经发生了转移。传统哈达瑜伽是通过身体的瑜伽，其目的是三摩地，这也就是胜王瑜伽的目标。《希瓦本集》曾明确提出过哈达瑜伽与胜王瑜伽有机结合的可能性，它说胜王瑜伽所要达到的正是非二元的境界。而哈达瑜伽在现代的转型之最基本的情况是，把关注的重心从三摩地转向了身体本身。从哲学上说，当代哈达瑜伽没有走向传统哈达瑜伽的目标，或者忽视了走向非二元的境界，或者无法走向那个目标。同时，又让哈达瑜伽停留在二元的思维上。人们普遍关心的是哈达瑜伽给身体带来的好处，而肉体（粗身）的健康，柔韧、力量、容颜的变化或心理的稳定度等的变化，是可以明显觉察到的。哈达瑜伽在当代的繁荣和发展，是现代人的选择，我们无可非议。哈达瑜伽现在已经公开，对于那些认为哈达瑜伽的最终目的在于三摩地的瑜伽人来说，哈达瑜伽对于上述那些人确实在一定范围内或在某种程度上已经失效，不过，对于他们本身而言，在任何时候都不会失效。

我们认为，哈达瑜伽的知识随着诸学科——尤其是现代哲学、现代心理学和医学等学科的发展，将会更加开放。但是，从非二元的三摩地这一传统的立场目标来讲，在任何时候哈达瑜伽都是一个秘密。这一秘密不会因为瑜伽信息知识的公开而消失。

把时间"浪费"在美好的事情上

人在世上，时间有限，长寿者也难过百岁，大部分人在 80 岁上下就离开了。很多人 40 多岁，50 多岁，60 多岁或 70 多岁就走了。但部分人"这个家伙什么也没有留下，什么东西也没有带走。"我们要把时间"浪费"在美好的事情上。

我们在这个世上实在可怜。生是那么的偶然，成长是那么的偶然，我们要这在世上维系好自己也是那么的偶然，我们爱上一个人那么偶然，我们的离去也是那么的偶然。我们不能知道自己的过去、现在和未来，我们只是依因缘而活着。我们生活在观念里。当我们的观念被打破时，我们就成了游散的"魂魄"，不知所终。

我们渴望存在，渴望意识，渴望喜乐。然而，存在之光那么模糊，意识之光那么灰暗，喜乐之光飘忽不定，我们在一个又一个错误或不恰当的模式中奔波不定，从一个转向另一个，我们难以肯定，我们只能暂且如此。

时间之神摧毁着我们自己创造的幻影。我们所建的城堡总是那么脆弱不堪。至上的主啊，你为何让我们来到这个不毛之地？至上的主啊，你为何让我们一次又一次轮回？至上的主啊，你为何那么模糊，我们无法看清你的脸?

我们在挣扎中渴望希望之光,在奔波中期待喜乐之光,在寻求中盼望真理的降临。然而,多少人有这么幸运呢?至上的主啊,你为何要躲在神圣的玄光之后?至上的主啊,你为何沉默,如此默然,如此这般?

光的源头散发出一束一束的光,照亮了一些黑暗的空间。然而,更多的人只能依靠折射的光,甚至折射之后再折射的光,在模模糊糊的大地上艰难地活着。我们就是这样的人。我们无法直达家园,无法穿越无明的海洋,无法托起亿兆年留下的业。我们似乎远离了源头,只靠着微弱的光维系。

在这样的时候,在这样的背景下,要把我们的时间放在哪里?

我们是否发现了那光源就在我们这里?那微弱的光是穿过我们的眼睛才知道,通过我们的感官才感受?那光源是否就在此,只是我们心意波动而远视了他方?如今,我们内视,或有了内视的念力,那光不是就在此照耀?我们起愿,我们就见到光。我们生起强烈的愿,我们就见到强烈的光。那光一样,让我们见不到黑暗。至上之主啊,沉默就是您的回答。在您的沉默中,觉醒之光生起。您的任何作为就是不作为。至上的主啊,什么才是美好的事情?您不回答,您对我们沉默。但是,超越了作为和不作为的您让我们明白,把时间浪费在认识真正的自我这样美好的事情上,才是我们最好的选择。

水烧开了吗?

在当今的瑜伽大潮中，许多人花费了不少时间、精力和金钱去学习和练习瑜伽，但其中有些人获益匪浅，有些人却没有什么长进；有些人在瑜伽道路上不断进步，从简单的体位习练到瑜伽的文化探索和经典研习，从单纯的身体受益到整体的身心灵受益，生命得到了极大的提升，也有人因为种种原因，中途退场，半途而废，一无所获。为什么会有这样的差别或差异？我认为，当今的人们在学习和练习各种瑜伽时，都应该弄清如下几个问题。

首先，我们学习的瑜伽是不是真瑜伽。瑜伽的真实性需要在学习中考察。我们一直在某个瑜伽馆学习瑜伽、练习瑜伽，但我们可能并不真正了解瑜伽。例如，我们可能只是把瑜伽理解为体位的练习，狭隘地把瑜伽理解为如同体育一样的身体练习。

第二，我们要突破瑜伽是体位的观念，在更大、更真的视域下学习瑜伽。其中，最重要的是要有历史的视域，也就是，要从历史的变迁来看待瑜伽、习练瑜伽。不能固化瑜伽，要避免犯一些简单的错误。例如，有人说，瑜伽源于佛教，在佛教之前没有瑜伽。有的教练就接受了这样的观点，更传播这样的观点。但这是错误的观点。又如，有人字面地理解瑜伽文献以及印度经典，以至于字面地接受，结果成了本本主义者，说一些古怪却有"经典"依据的话。他们甚至说，《瑜伽经》是绝对真理，把帕坦伽利视为超乎万有的"神"或瑜伽的"始祖"。之所以犯这样的错误，是因为他们没有真的把握《瑜伽经》中的核心观念，不知道《瑜伽经》的哲学基础和实践渊源。

第三，我们要反思瑜伽习练的深度。我们学习瑜伽，却总不能深入，总是感觉处于飘浮的状态，总在"渴望""更好的"瑜伽，到处接受瑜伽的"教育和培训"，但得到的可能不是"真金"，我们总是处于"瑜伽饥饿"状态。天天渴望着人家送饮食来，但可能费了大量的时间、精力和金钱，吃到的不是主食，却喝下了大量的鸡汤，以致营养不良。

第四，我们要时时提醒自己"水烧开了吗"？习练瑜伽就如烧开水。一个好的瑜伽教练就是一个自己已经烧开了水的人。只有不断加温加热，水才能烧开；也只有烧开了的水，才能转变其形态——汽化。一个好的或者说合格的瑜伽教练，就如烧开了的水，其本身的意识已经转变了形态——从向外的行动者、享受者转变成了向内的观察者、目击者。当然，这里，或许我们需要区分瑜伽体位教练和瑜伽导师。瑜伽体位教练，需要他体位精准，明白体位的种种道理和实践方式，针对学员的身体，有很好的沟通和教学能力。瑜伽导师，则不仅是体位，更加关注学员的身心灵整体健康，其知识不限于瑜伽体位本身，而涉及瑜伽心理、瑜伽生理等，甚至需要精通哲学、神学、历史等，更为重要的是他们自己已有瑜伽证悟，身心已经发生转变，生命已经达到某一高度。如果瑜伽导师对瑜伽系统了解全面，他的学生素质自然不错。如果他的瑜伽知识很通透，他的学生的素质就会有质的飞跃。他的意识转化的程度，也决定了他或她的学生能走多远。

"水烧开了吗?"这句话可以提醒我们所有正走在瑜伽之道上的人。——只有如烧开的水一样转变了存在的形态，只有我们的意识转化成了观察者、目击者，才能说我们习得了瑜伽，成就了瑜伽。

我们的瑜伽会成长

我们对瑜伽的认识和实践是一个过程，是一个不断自我构造、想象、批评、修正、成长的过程。

我们不可能在刚开始的时候就有一个完美的瑜伽模式并让我们从此定型——无论我们阅读或是研究过多少瑜伽经典或懂得多少瑜伽理论，因为瑜伽还是实践的和亲证的。瑜伽的学习过程也是我们瑜伽人主体的再创或重塑的过程，这一过程包含了主体与主体之间的互动，也包含了主体对客体的投射和被动刺激等等。

在我们修习瑜伽的过程中，我们会不断成长。比如，我们练习瑜伽，一般都是从形体习练开始的，随着对体位的熟悉，我们就会进入调息练习；等到我们调息平顺了，有人就可能会进入冥想练习；进入冥想练习后，有人就可能询问什么是三摩地。在这个过程中，有人也可能同时进行体位和呼吸的习练，也会同时学习冥想，这就会使我们的心意发生变化，并使我们原先的瑜伽观念和模式发生改变——可能是修改，也可能是颠覆，但无论是哪种情况，最终都会使你的瑜伽获得成长。

有时，我们把瑜伽当成了体育运动或形体训练。但是，当你在流瑜伽的顺畅体位中亲证到体位的平衡可以带给你心意的稳定和喜乐时，你定会意识到瑜伽不仅只是关乎体位的。当你在呼吸平稳、调息顺畅中亲证到呼吸的平稳带给你体位的稳定和喜乐时，你定会意识到瑜伽不只是关乎呼吸的。当你在坐式稳定、心意平和的冥想中，亲证到冥想带给你自我意识的澄明和喜乐时，你定会意识到瑜伽不只是关于冥想的。瑜伽，应该是体位、呼吸和冥想等习练的综合整体。

我们的瑜伽会成长。明白了，你就安坐在平静与和谐中。

做一棵大树

瑜伽人，我要你在瑜伽成长中成为一棵大树。你要确立自我这一大树的树根，根要深扎在存在中，深扎在意识中，深扎在喜乐中。我要你身躯如树干一般挺拔结实，我要你气息如树枝一般柔韧绵长，我要你心意和智慧如果实一般圆融。无论时间的四季和空间的天地如何变迁，无论轮回之海上的阳光风雨如何变幻，无论哪只野兽在你这棵树下搭窝下仔，无论什么鸟儿借你的枝头栖息恩爱，无论你的果实落向何方为谁享用，你，瑜伽人，都要心意稳定，意识清明，喜乐自在。你要记住，你不是世界的。你要明白，你是世界。是的，你不是世界的，你就是世界。

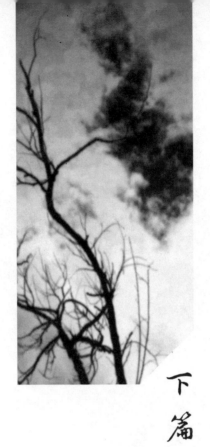

下篇

爱着

自我

喜乐

飞鸟

醒来

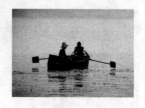

THE SEA OF YOGA 爱 着

THE SEA OF YOGA
THE SEA OF YOGA

THE SEA OF YOGA

寻到了自我就寻到了爱

加拿大的一位诗人蒂姆·利尔本（Tim Lilburn）说，如果不是因为事物之间有相互的爱、兴趣和注意，这世上的事物很可能就会各自飞散而去。有一句非常有名的禅诗写道，你在或不在，爱就在那里，不增不减。

爱，很是奇妙。所有的生物体都有爱的冲动、爱的展示、爱的呈现。爱是什么？它来自哪里？看看我们人自身吧。我们会说，爱来自我们的心。但心如何会爱？

一个人爱上另一个人，一定有其原因。例如，她长得漂亮、性感，或符合他的美学标准。——这是身体之爱。又如，他聪明、睿智、有才华。——这是智力之爱。又如，佛陀善良慈悲，大家都爱他。——这是心意之爱。

爱者的相处是个持续的过程，也是我们难以知晓的创造和冒险的过程。起点是吸引，过程是斗争、妥协、转化、忍受、喜悦、安心、烦恼、无聊、嫉妒、怨恨、焦虑、繁杂等等持续的过程，是折腾的过程，是欣赏的过程，是无奈的过程，是张扬的过程，更是爱的理解过程。但无论成败，这是一个开放的过程，爱的剧本并不固定。你可以不断选择，不断改变，也可以不断创造。

爱的世界是你的，你也在爱的世界中展示你自己。但无论你如何选择，爱就在那里。

因为爱，你我在。我们出于不同层面爱之能量而在。"我和你同在，是因为你和我同在"。这爱，可能是平缓的、快速的、扭曲的，可能是喜乐的、担忧的、纠结的，可能是穿梭的、迷茫的、封闭的，也可能是和美的、开放的、清晰的。因为爱，你我在。古圣云，那至上的国，不在这，不在那，在你心里，在你我之间。那至上的国在你我同频的时空里——穿梭在你我的身体里、心里、灵里。光散发着。我们在一个频率，我们就在至上的国。生命相遇在同一频率，你我爱的世界就发生，就创造。

在爱的历程中，你既参与过程，但你又心系源头。爱有源头吗？爱是什么？禅师的诗句没有告诉我们，诗人蒂姆也没有告诉我们。但是，他们告诉我们，爱就在那里不增不减；没有爱，世上的事物就各自飞散而去。《奥义书》告诉我们，妻子可爱非因妻子而是因为自我，丈夫可爱非因丈夫而是因为自我，……妻子的容颜可以衰老，丈夫的才华可以耗尽，但是他们依然可爱，不是因为他们的容颜和才华，而是因为他们的自我——妻子之为妻子、丈夫之为丈夫的自我。那自我就是爱，他不增不减，他永存自在。一切皆由他而爱着、而聚着。一切皆他，他皆一切。

因为爱，你我在。你看到了自我，你就觉悟了爱，见证了爱，显现了爱。——你就是爱。我看到了自我，我就觉悟了爱，见证了爱，显现了爱。——我就是爱。

《大林间奥义书》中，雅伽瓦卡亚如此告诉弥勒薏（Maitreyi）："丈夫可爱，不是因为丈夫，而是因为自我！……万物可爱，不是因为万物，而是因为自我!"多么奇妙啊，自我就是那爱的源头。

寻到了自我就寻到了爱。

私我的爱只是借来的

现实生活中一直爱着的人们，他们爱的故事一次一次地告诉我们，"爱"何其脆弱，何其无力！因为爱着或想要得到爱，人们纠结着，纠缠着，但效果并不如意。爱，爱着或被爱，人们似乎在一种迷幻中生活着。

人人追求爱，人人渴望爱。爱的动力来自生命内部。出于自私、出于交易、出于算计而想到获得爱或给予爱几乎不可能。但人们可能会利用爱的激情并将这个激情定格，最后把这个激情作为爱，通过社会规范、法律、责任、伦理等等固化、限制起来。于是乎，这被称为爱的，就被固定在时间、空间和具体的对象上了。太多人最后也只能如此。但也有反抗的，或把爱转移的。有的把爱永远藏了起来，外面包裹着众多的遮蔽物。我们大部分人就生活在这爱的遮蔽中。只在非常有限的时候，借助爱的里比多能量，爱的能量得到释放。爱已成了奢侈之物。甚至，在当下这个时代，人们已不再相信爱，爱只存在于过去的想象和传说故事中。

但，情况真的如此吗？

智慧瑜伽告诉我们，不是爱稀缺，不是爱没有了，而是我们对爱的感知、理解、分辨、态度存在着方向性的问题。智慧瑜伽明确告诉我们，爱本就存在，因为爱是喜乐。《奥义书》上说，这世界因喜乐而起，因喜乐而在，因喜乐而消融。之所以说爱本就存在，是因为本质上爱就是终极者（至上意识）本身，爱就是自我。至上意识或至上本体或终极奥秘，就是存在、意识和喜乐。存在、意识和喜乐三位一体。而喜乐呈现为爱。你从对象中寻求爱，你从财富中寻求爱，你从名声地位中寻求爱……你从一切外境、外物中寻求爱，哪里会寻得到呢？

正因为爱一直就在，人们才会因为爱而和一切他者联结，否则，就如某位诗人所说，世上的万物就会分散而去。因为爱，世界呈现出它迷人的一面。然而，因为摩耶的幻化，这爱呈现的形态异常丰富。摩耶本身不好不坏，不是不非，她就这样。陷入了她那迷幻之结的你，自然就要承受种种爱的意识波动——痛苦的，或快乐的。只要我们没有迷失自我意识，摩耶就是迷人而亲切的女神；如若我们迷失或遗忘了自我，摩耶就成了恐怖可怕的卡利女神。但即便如此，卡利女神依然是慈悲的。只是在迷失之中的你我，哪里知道卡利女神的慈悲？

智慧瑜伽教导我们，要认识私我的真相和非本质，要恢复真正的自我意识。依附于外境、外物的私我的爱只是借来的——它们短暂、易逝、变化；真爱是自我的、是存在的、是喜乐的——它们恒久、永在、不变。

明白的过程就是智慧升起的过程，就是明白我们本来身份的过程，就是明白我们是什么、不是什么的过程，就是放下那些非我的、借来的非真之物的过程。

梵是喜乐者，是喜乐

《奥义书》云，梵是喜乐者，是喜乐。因为，梵是现象之基，存在之存在、万有之万有，是根基之根基。梵是喜乐，世界因喜乐而起，因喜乐而在，因喜乐而消融。

芸芸众生更乐意谈论日常之喜乐。此喜乐皆是因为三德的遮蔽而形成，它们不是纯粹的梵乐，但却是梵乐的化现。日常喜乐处处在，多元纷呈，难以穷尽。从食品之美味，风景之秀丽，佳人之喜悦，性之欢愉，爱之绵延，功德之崇高，不一而足。众生在世，依靠此稀释的梵乐而生活。愚昧之人因喜乐而执着喜乐之相，走在轮回的路上。智慧之人因喜乐而不执喜乐之相，走在觉悟的路上。为愚为智，业力所成。

水塘中长满水葫芦，用力划开水葫芦，水面就豁开一片，阳光瞬间入水。然而，松开手，水葫芦又回到原处，水中阳光不见。只要留意，常人也可知梵是喜乐这一奥秘。在某些场合，如音乐，如美食，如深爱，如风景，都可以如被划开了水葫芦的水面一般，让我们感受到存在的光！只是我们，或遗忘迅速，或遮蔽重重，对此难以认可或难以持久体会。又如，我们日日进入深眠、经验梵乐，但众人却难以关注和体认其中的梵乐。人总着相于醒态。非自我知识兴起，我们难有醒觉之日。

梵为乐，当你知道此为真乐，并可见于日常中种种的机缘，就可以明白，真爱无惧，唯有喜乐。不爱则入扭曲之境，喜乐难有。

梵是喜乐者，是喜乐。你是梵，你是喜乐者，你是喜乐。

存在还是占有

精神分析学家弗罗姆（Erich Fromm）告诉我们两类爱：占有之爱和存在之爱。占有之爱是执着之爱，而存在之爱是不执之爱。我们容易陷在执着之爱中，却很难进入不执之爱。然而，当我们经历、经验众多执着之爱的痛苦滋味后，我们也能体验到不执之爱。

意识到自己的"错位"——即，把爱作为一种控制和占有，意识到这种占有的爱，霸权的爱，非存在的爱，可以让我们从占有之爱进入存在之爱。之所以"错位"，是因为我们错把私我当作真我，错把镜中对象当作了爱的源泉，错把感官映象当作了爱的光辉。

占有之爱有限，不执之爱无限。基于对象的占有之爱是缘起的，充满了不稳定性和不确定性。占有之爱涵盖各种尘世现象的爱，对自然动物花草的爱、对兄弟朋友亲人的爱、对爱人的爱、对弱者的爱、对财富、地位的爱、对神圣者的爱等等。这些爱，因为黏着对象，故而有限，容易消失，难以长久。一旦对象发生变化，又或者我们的感官心意发生了转变，这些有限的占有之爱反过来就成了伤害你的利器，成了你悲伤的源头，因为它们是局部的、局限的，他们不是根本。

不执之爱和执着之爱可以对立，也可以联结相融，这取决于你的选择。如果选择了彼此联结相融，那么存在之爱也能通过有限之爱来表达、展示和显现。但如果我们把有限之爱加以凝固，无限之爱和有限之爱就对峙了起来，于是，我们就陷入二元对峙的痛苦陷阱中。

不执之爱是无限的。基于存在的不执之爱永恒常在，是一切之源。离开存在，爱就没有根基，就如一滴水离开大海就无处归宿，一只鸟离开鸟群就无处安身。一切都将过去，唯存在恒久。一切都非依靠，唯存在可依。

但是，要记住的是，不执之爱不是无奈之爱，不是漠然之爱。不执之爱是存在本身的，甚至就是存在。爱始终与存在关联，但我们却难以意识。

当然，当我们卷入存在，我们就能经验真爱，并成为真爱。

爱的秘密

一个女人和一个男人相爱。一天，男的问女的，为什么喜欢他，爱他。她是这么说的，在多年前，她和他相处，她总发现他身上有一种气味，那个气味据说是男人香。因为这个，她愿意和他在一起，愿意献出自己的青春岁月。男的笑着说，那个香不是我的体香，是万金油的香味。

男的又问她为什么喜欢抱着他的脖子睡觉。她说，她在他的脖子周围闻到一种香味，那是什么香？好好闻的。他告诉她，那是他刮胡子的泡沫香味。

女的感到奇怪，为什么会这样？我爱他这么多年，就是爱他的万金油，爱他的刮胡泡沫香吗。因为这些，她爱了他这么多年。这是为什么呢？

她不仅感到奇怪，而且开始反省自己的生活，她是谁？她为什么会生活在这样的感受里？她的存在是为了什么？难道一生就生活在这些感受里面吗？

一天，她从一位师父那里得到了一些答案。人生活在自己的心意中，这个心意发端于欲望。至于这个欲望的实现之内容并不是根本的，它只需要实现出来。她把那些外在的东西等同于爱。爱被扭曲了，她并不知道真实的爱是什么。

她明白了，她的心意就是一切发生的原因。如今，她反省她的生活，她的心意必然要改变，她的世界也要发生改变，她的爱也必定要发生改变——除非她最终明白爱的含义，否则她不会停止她的脚步。

对于我们来说，爱是最大的快乐，爱也是最大的痛苦。吠檀多哲学告诉我们，心意是快乐的原因，心意也是痛苦的原因；心意是轮回的根源，心意也是解脱的根源。觉悟者超越了心意，也就超越了轮回和解脱，超越了痛苦和快乐。当我们明白心意是非本质的时候，当我们明白自我是心意之目击者的时候，当我们明白那些可爱的是因为自我而可爱的时候，我们就获得了爱的秘密，我们就获得了爱，我们也成了爱。

吠檀多爱经

　　吠檀多哲学典籍《潘查达西》（Pancadasi）说："从生命到财富，各种不同的享受对象都是依据和自我的接近程度，成为不同的爱的对象。"

　　正如我们之前讲过的，爱的根基是存在，也就是吠檀多所讲的自性、自我、梵、绝对意识本身。梵有个特性，就是喜乐（ananda）。一切的爱、一切的快乐都和这喜乐有关。而爱的程度、喜乐的程度和这喜乐的接近程度有关。如何理解这一"接近程度"？这和吠檀多中所说的摩耶有关。

　　根据吠檀多哲学，摩耶展示萨埵（善良）、罗阇（激情）和答摩（愚昧）三德。三德的不同比率展示为不同的爱的境界和体验。在愚昧之德占上风和其他两德占主导处境中的爱是不同的，也就是喜乐的折射程度不同。吠檀多不否定、不排斥任何一种爱，而是看到爱在整个现象展示中的位置。我们从感官的性欲，到崇高的爱情，到神圣的普世之爱，直到至上的圣爱，都是喜乐不同层面的展示。最愚昧的爱之行动和体验也是喜乐的展示，只是比较模糊、不纯粹。

　　爱是全部，爱展示出不同层次的喜乐，我们生活在爱的不同层面。斯瓦米·巴迦南达（Swami Bhajanan-anda）曾经在一个超短的文本中给出了一个快乐谱系——从感官、食物、性、力量直到梵。我们知道，这世上没有一种爱是被排斥的，只是应该要找到它们所处的位置。比如性爱（欲）。性爱是存在之爱的展示，但性爱在时空中是受限的、有条件的。超出了某种时空和条件，性爱（欲）就成了烦恼和痛苦的根源。爱情，同样也是受到时空和条件限制的爱。友爱是一种比较高级的爱，然而，你会发现，智性的爱可以超越友谊，很多友谊经受不住智性的不断"更新"。无私服务之爱、智性之爱和对至上之神或神圣者（如克里希那、耶稣基督、佛陀等等至圣）的初级之爱，它们都处于同一层。

《大林间奥义书》谈论了"爱的艺术"。圣人雅伽瓦卡亚有两个妻子，一个日常的妻子，叫卡特娅雅弥（Katyayami），一个爱好智慧的妻子，叫梅特丽伊。雅伽瓦卡亚人生进入森林期了，他安排好了一切，准备向妻子们告别。在丈夫离开家之前，妻子梅特丽伊问了他一个基本问题：拥有整个大地是否得永生。丈夫给予了否定的回答。于是，妻子请他就此作出解释。丈夫很高兴，让她在他解释的时候保持沉思。圣人说，一切都是因为基于自我（梵）才有意义：财富因自我而可爱，世界因自我而可爱，反之则一无所得。丈夫因自我而可爱，妻子因自我而可爱，孩子因自我而可爱，一切之可爱，只因为自我。

这个故事告诉我们，爱，就要抓住爱的根，这个根就是存在，就是自我。自我无处不在，不会毁灭，恒久永远。一切现象皆是二元性的，一个消失，另一个也随即消失。明白了自我，认识了自我，认同了自我，就如逮住了龙头，而臻达自由和逍遥之境。他（她）成了梵，或觉知自己就是自我（梵）的呈现。

这种爱的哲学、爱的艺术，从根本上解决了我们爱的焦虑，爱的脆弱，爱的有限。它不把爱束缚起来，不把爱僵化起来，不把爱固定在孤立的空间和时间里。而是卷入存在，并通过爱，活出我们自身的存在，而臻达人生圆满之境。

西方文化中说，神就是爱。东方文化说，菩萨即慈悲。这大概也是吠檀多关于爱的直观表述吧。

生恋和熟恋

恋爱如琼浆，是生命中不可或缺的情感和经验。然而，恋爱又是那么复杂而不可思议——一方面，它可以让人以身相许，喜乐连连；另一方面，它又让人悲恨交集、痛彻心扉，甚至有些人一生都活在痛苦纠结中。

大致说来，恋爱分为生熟两种。

第一，生恋（unripe love）。生恋是本能的恋爱。到了一个年纪，人就有了爱的生理本能，这种本能推着人向前。本能是基因中的，具有强大的力量。但是，生恋是二元性的。大部分人所能经验的恋爱都是生恋。生恋，可以带来爱的强烈刺激，也带来无比丰富的生活内容。但因为二元，生恋难以长久，也无法获得真正的喜乐。

第二，熟恋（ripe love）。熟恋是成熟的而非限于生理本能的恋爱。人可能经历了很多，包括经历了生恋，人得到了极大的成长。再也不会陷入本能的恋爱、业力的恋爱中——但这"不陷入"建立在对二元和非二元的认识之基础上。生恋是不自主的，其自主性是虚幻的或是借来的。熟恋则是自主的，是真实的而非虚幻的。熟恋之人不再依附外境、外在对象，他们不再陷入二元对峙的痛苦中。

有人说，没有经过生恋，就难以理解和感受熟恋。在某种程度上，这话是对的。我们可以在二元性中得以飞跃。然而，每个人业力不同。对于大众，人们倾向于教化，这种教化基于三德的善良之德（萨埵），从而使得我们的恋爱达到一个新高度。但很多人以为他们已经充分展现出善良之德，以为他们自己可以搞定他们的爱情，但其实他们依然被本能控制、被我慢主宰。有一个非常简单的方法可以验证恋爱的生熟，当你的爱人离开你投入他人怀抱时，你是否依然爱着他/她？恋爱是个修炼、成长的过程。修成者，那些可以进入熟恋的人，他们是自由人，是充满喜悦的人。他们是爱的持有者，是享用者。

不可发誓

　　圣人告诉我们，不可发誓。因为发誓意味着人为地切断了一切退路，也人为地排斥了一切不确定性。但这世界是不确定的。发誓如何可能合法合道呢？

　　我们的生命有几个基本意识状态，即醒态、梦态、深眠态、图利亚状态（即第四态）。在深眠态，人没有活跃的心意波动，没有主体和客体的对立，心意鞘和智性鞘消融到了喜乐鞘，此时我们体验到梵乐，只是醒后不能记起。在深眠态中，没有发誓一说。同样，在恒定的图利亚状态，那超越了一切对立的至上自我状态，没有主体和客体的区分，没有一切二元世界的经验以及二元性的扰动。在图利亚状态，也没有发誓一说。如此，发誓只能发生在醒态和梦态中。

　　我们比较容易理解醒态中的发誓。小孩子会发誓，大人会发誓。我们经常听到恋人之间相互发誓，以便确定对方爱自己，或自己爱对方，直到永远。在某一些商人中，我们也能听到他们相互发誓，以便取得买卖双方的信任。还有自己跟自己发誓。发誓意味着"定格"，是为了把对象或事情本身绝对化。但是，发誓源于对"定格"的不能"定格"——人类多么奇妙啊，人类又是多么悖论啊！正是基于对确定性的不确定，人类才会想出发誓这一奇怪的行为！

我们通常说，真理是客观的，意思是，真理或规律的运作是客观的。这个客观性是基于真理发挥作用的条件的客观性。明白了这种客观性是"条件性的"，我们就能明白发誓是缘起的。你的恋人对你发誓，你可以理解为这在当下是真实的，但你不能执着于他一生永远不变。事实上，一旦条件改变，尤其是某些会直接影响他（她）的心意波动的条件改变，他（她）的誓言就会动摇。只要看看现实，看看这个世上所发生的，就不难明白这样的道理。

醒态中的誓言是缘起的。梦态中的誓言更是缘起的。但你要知道，梦中的誓言只适于梦中。并且，即便在梦中，也可能随时发生改变。因为心意的波动，梦里的发誓比醒态的发誓更不稳定。

世界本就是不确定的。这种不确定才是确定的。基于不确定的确定，我们有可能发誓，但我们不能执于誓言，不能执于我们自己的誓言，更不能执于他人的誓言。唯有当我们以一种智慧的方式理解誓言时，我们才不会为誓言所伤，才能活得自在，才不会迷失在诸誓言的幻想中。

明白了这些，你还会发誓么？你的誓言还会有效么？

痛苦只是摩耶

奥义书上说到一个故事，有个骗子告诉某人说，他的儿子去了遥远的国家，且在那国中死了。但其实孩子没有死。可是，孩子的父亲却痛不欲生。另一故事中，某个父亲的儿子在国外，确实死了，但父亲并不知道。这父亲却很快乐。

什么是痛苦？痛苦的经验如何构成？

首先要区分疼痛（pain）和痛苦（suffering）。疼痛完全是感官性的、物理性的，痛苦是心理性的、精神性的，是心意层的。疼痛对于身体是应有的，有时甚至是必要的；但痛苦不是，没有人逼着你去遭受痛苦。有人说，既然某某是圣人，他如何可能生病或年纪轻轻就死了，并因此否定修行。这就犯了没有区分粗身之疼痛和心理之痛苦的错误。

圣人拿拉达说，他在学习吠陀等之前，面临三重苦，它们是：因身体而来的苦（Adhyatmika）、因外境而来的苦（Adhibhautika），因超自然力量而来的苦（Adhidaivika）。如今，他学了一堆知识，因为担心忘记它们而备受痛苦。显然，前面谈到的三种苦最终都是身体层面的疼痛。

疼痛是粗身的，痛苦是心意层的。痛苦从来都是主观性的，痛苦完全基于执着或抵制，是我们的意志不愿继续生活之流。《薄伽梵歌》说，心意可以成为我们的敌人，也可以成为我们的朋友。成熟的心意可以带给我们非消极的、非痛苦的思想、观念。

痛苦是基于心意的，基于心意波动的。痛苦来自感官和外在对象接触后的心意。同样的接触，对有的主体不是痛苦，而是快乐。对有的主体是快乐，但对另外的主体则是痛苦。

二元世界中的痛苦都和三德结合在一起。离开三德，无法谈论二元世界的痛苦。没有人不包含三德，没有人感受不到所谓的痛苦。由于三德的差异，对于痛苦的感受也有差异。面对同样的对象，被不同的"德"所主宰的，感受会迥然相异。《潘查达西》说，一个人站在恒河中，他既感受到上身被太阳照射的温暖，他也感受到下身被恒河水浸润的清凉。

通过训练，我们可以适应很多痛苦，也可以超越很多快乐，换言之，感官是可以培训的，三德是可以调伏的。通过聆听和阅读合适的经典、不断地反思和内省、持续地冥想和实践，就有可能明白自我知识，从而超越三德的限制，达到梵我合一的胜境。在生存论上达到此境的人不被三德所主宰，或者说和三德的变化无关，或者说三德的运作不会再干扰他们。他们可能和普通人一样生老病死，但他们不会因为生老病死而痛苦。

游泳，对有的人来说是不可能的，是魔法；对有的人来说，是真实的。在世之人，对有的人来说，他必定处于生老病死之中，必定轮回不止，任何超越轮回之说都是魔法和虚幻之言；但对有的人来说，他确实超越了生老病死。他明白了自我知识，达到了或觉悟了梵我合一，尽管他如众人一样生活，但他的生活是完全超然的。这就如同会游泳的人和不会游泳的人，他们一样在世上行走，但他们的区别是实在的。痛苦也是如此。对有的人，痛苦是实在的，但对觉悟者，痛苦并不存在——痛苦既是真实的，也是虚幻的。对于还未觉悟的人，他们随心意的波动，或痛苦，或快乐；而对于觉悟者，哪里来外境的本质呢？哪里来随着外境波动的心意的本质呢？于他，外境不过是虚妄，不能长久，非本质；认识了本质的自我，也就明白了基于心意波动的痛苦只不过是一种摩耶。

烦、范和梵

你执着就是烦，你努力就是范，你觉知就是梵。

烦恼是我们的私我在与他人、自然、社会、观念的来往中陷入纠缠、执着的状态。它体现在心理上，或因身体的问题，或因各种关系的纠结和复杂性而反映在心理上。

但不管纠结还是不纠结，努力就会带来不同的结果。行动本身就是一个范。我们因行动而存在、因行动而维系、因行动而毁灭。行动是改变一切的力量。这个世界因行动而改变。但行动背后的行动者是改变存在状态的根源。不同的行动者状态会带来不同的行动，也会带来不同的行动结果，以及不同的行动意义。

瑜伽把行动分为愚昧型、激情型和善良型三大类。不管是哪一类，只要我们没有觉知自己的行动，我们的行动就是轮回性的。如果有了觉知，我们的行动不管表现为哪个类型，都是超然的、游戏性的、非业力的。

烦恼来自无明，行动可以处于烦恼之中，也可以处于觉知之中。而对自我有觉知，对梵有觉知，获得自我知识者，行动就是超然的，是自由的、喜乐的、游戏性的。

乌鸦飞过，椰子掉了下来

欲望的层次，用大众的语言说，有低级的欲望、高级的欲望、物质的欲望、精神的欲望、生理的欲望、心理的欲望，灵性的欲望。不同的欲望产生不同的结果。这个世界由各种欲望共同创造，欲望的多样性呈现世界的差异性。

从吠檀多来分析，欲望从三德而来——善良、激情和愚昧。三德演化的三类欲望会带来三类不同的结果，不同类型的结果又会进一步产生不同类型的结果，它们间相互的作用构成了轮回的世界。所以，轮回的世界就是欲望的世界。轮回由欲望产生。或者，欲望和轮回就是同义词。

最终而彻底的解脱一定是止欲的。可没有一个生物体能真正止欲，因为想要解脱本身就是一种高级的欲望。服务众生也是一种高级的欲望，它可以产生回报——内在的平安和喜乐，不过需要你首先分别出服务众生中可能存在的道德面纱。

想要达到解脱的境界也是一种欲望的实现，这是一种更加精微的欲望。对于这样的人来说，宗教的美德、世俗的成功、感官的享受、生命的解脱，这一切都要被超越。因为本质上，它超越了欲望和非欲望，超越了一切。这样的一种状态如何可能？

从修行本身来说，彻底解脱的人，彻底走向完美的人，他们的粗身最后一定是会消失的。例如，佛陀得到彻底的完美就涅槃了。我们后人所讲的佛陀，只是我们心中的佛陀、想象的佛陀、神话的佛陀，不是一个真实的佛陀。因为，那人格化真实的佛陀涅槃了，他不再轮回，不再作为一个精身在天上，也不再作为一个因果身在天上，更不再作为一个粗身在世上。他超越了粗身、精身、因果身。而要成为人格化的生物体，必须有一种有限度的欲望出现。然而，佛陀说，他今事（即他自己的使命）已办。

但是，我们一定要明白，这"消失"不是失去，这"消失"不是不再有，这"消失"更不是彻底的虚无。这"消失"只是回归本然的状态。他安睡在平静的瑜伽之海中——甚至没有一张床，他享受着图利亚状态中深沉的喜乐。他喝下了自我的甘露，他沉醉了，但他的眼睛依然睁得大大的，他看着这世界，但这世界不在他的眼里。终极，对于他，不过只是概念。因为他知道，这"终极"的另一个名字叫"世界"。

乌鸦飞过，椰子掉了下来，一切都是如其所是地发生。多样性中的一切，包括解脱和束缚等等，只因虚妄的心意之欲望而升起。本质上，一切皆是梵，一切皆如其所是。《阿斯塔瓦卡拉本集》（Astavakra Samhita）上就说，解脱和轮回是心意的造化。阿斯塔瓦卡拉告诉我们，从终极上说，没有摩耶，没有创造，没有自在天，没有灵魂，没有觉悟和束缚，没有求道者，也没有解脱者。那么，说我们要解脱是多么可怜啊！说我们会轮回又是多么狭隘啊！

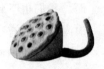

THE SEA OF YOGA 自 我

THE SEA OF YOGA
THE SEA OF YOGA

THE SEA OF YOGA

时间，只是透进我们生命中的光

阅读很多作品，观察无数人生，真正能过得上喜乐生活貌似是一种奢侈。但这奢侈却是我们的本然。

爱可以是一种执着，这是一种很美好的描述。然而，我们也听到，爱是放手。你看好了，当初还是纯真浪漫的，没有三年零三个月，他们已经经历了无数次的"战斗"，他们疲惫不堪，只是因为她太执着，或者他太执着。及至放手了，他或她轻松了，你也轻松了。人说，放手是对对方最后之爱的表达。你看，爱就是这样诡异。

太多的人今生都活在一种没有止境的纠结里，缠绵里，记忆里，期待里。时光流逝，匆匆而过。从二十多岁到了四十多岁、五十多岁，他们看到了生命和青春的流逝。面对自己瘦瘦的脸，还不知道自己是否四十不惑？摸摸自己的脑袋，不知自己是否五十知天命？只有在他或她专心忙碌时，才会暂时放下这些纠结。时光不再，他们深感宝贵的生命没有花费在美好的事情上，而是落在了纠结和反复无常的记忆里。

我们获得这生命并非无缘无故。瑜伽说，答摩给我们稳定，罗阇给我们能量，萨埵给我们智慧。我们顺着自己的三德继续我们的生命之旅。明白了三德，我们就不再依靠由外境、外物之欲望而生成的一种所谓的意义而生成意义，就不再被外境、外物所引发的纠结所缠绕。明白了三德所包裹的自我，我们就会领悟我们的生存本身就是意义。在这醒悟的过程中，三德能量没有被遗弃、更不会被拒绝，而是被成全。成全，本质上是自我存在的显现。但我们需要醒来成全这存在的显现。

如此，无论三十，还是四十、五十，惑或不惑，还有何意义？时间，只是穿越我们的生命，让我们看见和看清了生命和世界表象的变化和对外在事物之纠结的本质。唯有存在，才是我们生命成全的显现。

业和自由之境

业，karma，羯磨，这一概念源于印度，但早为国人所熟悉。有人相信业的存在，也有很多人并不相信。但无论相信还是不相信，我们的所作所为一定会产生与之相应的后果或结果。这样，我们也可以说这是广义的业。如此，我们每个人都有业（这里主要指消极的业，也即行为所产生的消极后果）。贝杰（B. Berger）提出，面对业，可以有三种基本态度：第一，还业债；第二，把业转换成责任；第三，居恩典之地。这些态度基本的意思就是，根据业本身的运动，或被动或主动地去承担、承受业本身需要承担的责任。

业的源头是无知（无明）。无知，不是没有关于对象的知识，而是对存在、对自我知识的阙如。也就是，不明白根源，不明白基础，以至于做出不适当的行为并因此承受喜怒哀乐不一的后果，而陷入生死的物质苦海。

因为无明，我们出现了错误的认同，把有限当无限，把反光当光源，把形式当内容。我们执于相，更甚的是我们不知我们的执相。我们不明白不可观看的观看者、不可思考的思考者、不可认知的认知者，我们不明白那看的看者、那思考的思考者、那认知的认知者。我们因无明而生执，因执着而生愤懑，因愤懑而错误行动，因错误行动而造业，因造业而被业所束缚，陷入业的苦海，而不能看清自己，如此反复，没有穷尽。

对于业，即便我们愿意还业债、愿意把业转换成责任、愿意居于恩典之地，但若是不明白自我的真相，依然还是枉费心机。要从根源上改变束缚之业，彻底解决人的亘古难题，就需要真实的自我知识。唯有自我知识才是照亮业之真相的光，也唯有自我知识才能最终烧毁业及其印迹，唯有自我知识才能让我们认识到我们是什么、不是什么，让我们明白我们的真实身份，最终摆脱种种束缚，摆脱轮回之海的吞噬，回到自由之境。

我们承受轮回痛苦的障碍（klesas，烦恼障、心识障、五毒）包括无知（avidya）、私我性（jiva-hood，asmita）、执着（raga）、厌恶（dvesa）以及执着生命（abhinivesa）。当承受痛苦的障碍（klesas）得到了控制，习气（vasanas）就被摧毁，各种行动的果实储藏的业以及以后会结果的业，都因为自我知识而被摧毁。这知识会给你带来自由，摆脱异化，获得喜乐、吉祥。

有人会问，明白了自我知识之后，我们的业（羯磨）哪里去了？

浪漫主义观点认为，一旦觉悟、一旦获得了自我知识，原本储藏着的业就荡然无存了。过去的业不再发生作用，以后的业也将不会发生作用。此时，我们的心意、记忆、习性等都没有了。现实主义的观点认为，过去储藏着的业消失了，但其他的业还在发挥作用，已经发生作用的业还会继续发生作用。超越主义观点认为，觉悟了自我知识的人视一切为梵，依梵而生。他和普通人一样生活，但只有他知道，他一直处于梵乐之中。那是一种在自我知识之光照耀下的全新生活。过去的业对他没有了意义，未来也不会生出业来。因为他不是行动者，他只是目击者。他没有过去和未来的行动。

无论你持有哪种观点，都愿你在知识之光中存在、觉知和喜乐。

感官和梵的临在

在《大林间奥义书》第4章第5梵书第12节中，圣人雅伽瓦卡亚告诉我们，犹如大海是所有水的归宿（水汇聚之地），皮肤是各种触的归宿，鼻子是所有闻的归宿，舌头是所有味的归宿，眼睛是所有色的归宿，耳朵是所有声的归宿，心意是所有意愿的归宿，智性是所有知识的归宿，手是所有行动的归宿，生殖器是所有享受的归宿，肛门是所有排泄的归宿，双足是所有行走的归宿，语言是所有吠陀的归宿。这段话的意思是，我们的感官及其功能全部来自于梵、归于梵，就如水来自大海、也归于大海一样。

除了外在的感官，我们的感官也包括内在的感官。感官功能正常，对于生命体是必需的、也是重要的。离开了感官，我们就和这个现象的世界脱离了关系。当我们的感官功能发挥正常的时候，我们就是顺畅的，没有疾病的，也唯有如此才能获得生命的喜乐。

感官，不是敌人，是朋友；感官，不是障碍，是通道。感官是梵的展示，但，只是有限制的展示。只有感官发挥功能，我们才能和现象世界打交道，才能感知梵的展示，感知梵在世间显现的奇妙。但感官不是独立的主体，而是一个过程，我们不能执着于感官及其感受。我们要让感官发挥正常的功能，却不能敌视，更不能放纵。否定感官是禁欲主义，放纵感官是纵欲主义。无论是禁欲还是纵欲，它们的作用都有限，都是对生命力的扼杀。我们既不能禁欲，也不能纵欲，而是要充分肯定感官自有的功能。但是，我们不能停留在感官上，而是透过感官，洞见弥散在一切感官对象中的本质。

人类的轴心文明史始终在禁欲和纵欲之间徘徊。这一思维传统至今还存在，甚至仍很普遍。然而，这样的思维并不符合梵这一无限者的精神。我们肯定我们的感官，肯定感官带给我们的感觉和洞见，但我们不应拘泥于感官，而是通过感官走向更高的境界，那就是对"梵"的觉知。我们生活在"梵"的临在中。这梵不是一个抽象物。进一步，我们也需要知道，这"临在"也是一个乌帕蒂（即限制）。所以我们透过感官、经过感官，但不滞留于感官，不执于感官带来的一切。如此，我们才能自在地活在这繁华的世上。对于我们，世上无物可弃，然世上也无物可占。

私我的诡计

私我（ego，我慢）很厉害，他努力保护自己。正是他自身的保护机制，促使他对他自己作出解释，并确信他的这一解释。他想出无数方法保护自己，并确定他自己就是真正的大我（Self）。

为了保护他自己，他提出各种概念、观念、信念、规则、论证方法等等。他擅长区分、个体化、差异化，在这种区分、差异中感受他自身的"独立""肯定""自由"，并不断肯定、确信这种"独立"。他认真检查他的身体，仔细分辨各种快乐和痛苦——身体的、智性的、甚至是灵性的痛苦，并把这些快乐和痛苦分类，确信这些快乐或痛苦出于他的身体、精神或心灵，并因此而感受他自己的"幸福"或"喜乐"。

私我告诉你，你就是五鞘。因为你感受到冷热酸甜苦辣等等，私我告诉你，你就是粗身鞘；因为你感受到喜怒哀乐，私我告诉你，你就是心意鞘；因为你判断真伪、区分真假、建立公平正义，私我告诉你，你就是智性鞘。

尽管戴着面具的私我，害怕失去他自己确信的这个"我"的"独立"身份，他终究还是要寻找他的根基，

他要获得永久的平静和安宁——尤其是在他遇到重大灾
难或极度悲伤的时刻。他终于问自己，我是谁？由这一
"可怕的"问题开始，他终于走进了回归根基的旅程。
于是，智慧开始发芽了，私我的诡计瓦解了。

瑜伽修行的面纱

在我们的瑜伽修行中，有很多面纱。

一是知识的面纱。这知识的面纱也可被视为是真理的面纱。盖着这一面纱的瑜伽修行者，认为自己拥有许多瑜伽知识，于是就优于众人、高人一等，就获得了瑜伽的真谛。

二是道德的面纱。盖着道德面纱的人们，认为要行善，只有行善才是修行。但是这善的道德由他们自己建立。他们把道德作为判断的标准，他们基于这道德的立场去判断他人。

三是爱的面纱。有多少人以爱你的名义束缚你，呵护你，羞辱你，憎恨你，限制你，在夫妻之间，情人之间，爱纠结着自己，纠缠着他人，折腾着自己，折磨着他人。

这知识的面纱，道德的面纱，感情的面纱或爱的面纱，都是被叠置出来的面纱。

还有一个最大的面纱——存在的面纱。我们探究存在，我们探究我们的存在，并且形成我们关于存在的"我见"。看看历史，那些神话，那些思想，那些哲学，我们就可以注意到这是一个更难克服的面纱。

但面纱毕竟是面纱，它没有本质，更不是本质。所以，瑜伽行者可以感知这些面纱，但不要被它们遮蔽。

途中的存在

私我、小我和大我，这些词看似简单，但其实挺复杂。

私我是指我慢，在英文中一般可以用 ego 来指称。小我（self），和私我有关，也和大我（Self）有关。它介于私我和大我之间，可以有各种展示和形象。大我是我们的本性、自然、梵性、道性、神性或类似的词所指向者。

我们受束缚的根源是因为我们的私我，我们轮回和痛苦的根源是这个私我，这个世界的邪恶和暴力的根源也是这个私我，这个世界的差异和扭曲的根源也是这个私我。我们的小我，因为三德的缘故，不同程度地受到私我的影响、甚至被私我主宰。但是，三德中善良之德会不断推动我们的小我摆脱私我。觉悟者则是没有了私我的存在者，他们是梵、道、神性的展示或化身。

小我和大我关系非常密切。如果小我靠近私我，就远离大我，就会更多地陷入轮回的生存境地。但如果靠近大我，小我就成为大我的帮手，小我就会不断地净化、透明，就会感受无比的丰富性，感受大我的存在、智慧、喜乐、爱和恒久。如果小我靠近私我，就会表现出占有、孤独、寂寞、自私、断裂等等特点。

人们很容易把私我和小我混同。私我可以消除，但小我一直可以存在。小我和大我一致，是为圣道；小我和私我一致，是为邪道。但前面已经说了，因为三德之别，所以单纯的二分法并不适合。我们是途中的存在者。

云及私我者，行善否？否。云及小我者，行善否？否。云及大我者，行善否？是。唯大我是行善者，是善行的根源。大我是主宰者，小我如工具。

唯有截断私我，我们方能自由，摆脱痛苦之根。如圣哲商羯罗，无私我，唯有大我通过小我（商羯罗）显现、展示，服务大众。所以，后人称其为希瓦的化身。此为美誉。

又，我们平时说某人是天使。这也是美誉，因为他摆脱了私我，而广泛地服务众生。此等人，没有私我，只有小我的服务、展示的大我。

但本质上，大我就是小我，小我就是大我。我们一直都行走在私我、小我、大我的路途中。

是联结，还是分离

　　我们学习瑜伽的都很熟悉，瑜伽就是联结——个人小我和存在大我的联结。

　　但是，我们最为熟悉的瑜伽经典——帕坦伽利的《瑜伽经》，所讲解的瑜伽却不是"联结"，不是小我与大我的联结。帕坦伽利的《瑜伽经》开篇告诉我们，瑜伽是对心意波动的控制，而控制心意波动的实质，却是让我们的普鲁沙与原质相"分离"。对于帕坦伽利，只有我们的普鲁沙与原质相分离，我们才能达到独存的境界。其原因在于，帕坦伽利的《瑜伽经》的哲学基础是数论哲学。

　　根据圣哲巴迦南达的研究，《瑜伽经》所宣扬的是让人从无意识上升到意识，从意识上升到超意识，最终达到自由的境界。如果不能这样，我们就会陷入无尽的心意波动中，这波动自然会带来痛苦的经验，而痛苦的经验则会作出回应——包括依附、憎恨和恐惧，它们带来业的结果，而不能达致觉悟、自由、解脱、三摩地。

　　多数人更熟悉的胜王瑜伽，其基础则属于吠檀多哲学，而不是《瑜伽经》的基础数论哲学。胜王瑜伽并没有出现在帕坦伽利的《瑜伽经》里。只是到了 19 世纪末，辨喜才系统发展出这一瑜伽形式，并使之成为吠檀多哲学的一种瑜伽形式。

原初的吠檀多思想家，则主要是通过行动瑜伽、智慧瑜伽和虔信瑜伽进行实践的，这正如印度教经典《薄伽梵歌》中主克里希那教导的。根据吠檀多哲学，瑜伽是要我们认识到我们和世界的真相，让我们从属人的意识发展到属神——即至上存在的意识，也就是神圣意识。一切都是梵，梵就是一切。瑜伽就是要我们实践小我与大我——即作为至上存在、绝对存在之"梵"——的联结。

那么，瑜伽究竟是联结，还是分离？其实，对于我们瑜伽的实践来讲，无论是联结还是分离，都不重要，因为那不过是理解世界的两种不同图式。

重要的是，我们要通过修习瑜伽，使我们的心意波动被我们所控制，我们的自我——无论是联结的还是分离的，都得以为我们所认知。在这个意义上，无论习练帕坦伽利瑜伽还是吠檀多瑜伽，都可以把人带向圆满。

透过玫瑰的眼睛看世界？

听说有一位著名的院士，在他逝世前，他的一位同事问他，他一生中所做的最有价值、最满意的事或成就是什么？院士想了好一会，说道：我一生中所做的一切都没有什么价值，但我最满意、最有价值的事，是我70岁开始为家乡做了一个族谱。对于这位谦虚的院士来讲，他对于科学对象的探索所取得的成就不足为奇，而他70岁开始为家乡做的族谱则大有价值。世上科学对象无数，但他家的族谱只有一册。众多的科学对象无法传承这位院士自身为人的身份，而他家的族谱却记载了他自身的身份，并在家族内流传下去。

有着科学成就的院士这样感觉，我们普通人呢？我们如何呢？仔细想想，人的一生能做好一件像样的事都不容易。大部分的事情最后都是茫然。那么，什么是价值？什么样的事是有价值的？

有一个寓言。有一朵牵牛花每天虔诚地祈祷：主啊！请开开恩，把我变成一朵漂亮的玫瑰吧！终于有一天，上帝不耐烦了：好吧！我答应你，让你成为一朵玫瑰花。瞬间，这牵牛花就变成了一朵美丽的玫瑰。它迎风招展，千娇百媚，幸福得无以复加。当晚，暴雨倾盆，狂风肆虐，牵牛花们都躲在石头缝里，玫瑰们被打得七零八落，奄奄一息。牵牛花们围着这朵曾经的同类，议论之声此起彼伏：瞧瞧，这就是不认命的结果！你为什么不能随顺自己的命运，安然地做一朵快乐的牵牛花呢？这朵奄奄一息的玫瑰，用微弱的声音回应道："我用玫瑰的眼睛看了一天这个世界，这远胜过我作为牵牛花的一辈子。"显然，牵牛花永远无法懂得玫瑰，因为它不曾用玫瑰的眼睛看过世界。这朵成为了玫瑰的牵牛花，透过玫瑰的眼睛看过了这世界——而这世界是它作为牵牛花所不能看见的。为此，尽管它已奄奄一息，但它透过玫瑰的眼睛看过世界，它了无遗憾。对于这朵牵牛花，最有价值的就是透过玫瑰的眼睛看世界。

我们会学习这位院士吗？我们会成为这朵牵牛花吗？相信大家有自己的选择。

但有一点是肯定的，也相信我们大部分人都会同意，我们要成为我们，我们要活出我们自己！

我们要成为我们自己，首先要明白我们自己是什么。我们要活出我们自己，首先要明白什么是活出。这就需要我们看清自己。身体是我吗？似乎不是。财产地位是我活出的吗？似乎不是。成为自己，要认识到自己不是什么。我不是这个身体，不是这个财产地位，不是这个心意念头等等。认识到自己不是什么还不够，还需要认识到我们自己是什么。

我们要明白，本质上，我们是纯粹的意识，我们是永恒的目击者，我们是不灭的真我——阿特曼。我们就是我们，何来要通过他者的眼睛看世界？我们就是永恒的存在，为何还要通过身份的书写流传？我们显现，我们就活出。

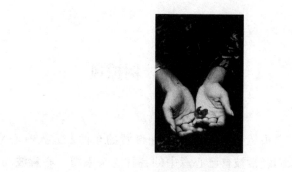

THE SEA OF YOGA 喜 乐

THE SEA OF YOGA
THE SEA OF YOGA

THE SEA OF YOGA

风吹树，树撩风

念头丛生的心意是一种奇妙的东西。人人有心意，但人们经常被自己心意中的各种念头束缚。心意波动不断，念头奔腾如马，常常干扰人的生活秩序而使得人们失序失衡、痛苦难耐。

人们常常求"稳"——稳定的环境，稳定的爱情，稳定的工作，当然也包括最重要的稳定的心意。因为你知道，稳定可以带给你力量。"咬定青山不放松"，当你像山一样稳定时，无论何种风和雨，奈你何?!

哈达瑜伽中，有几种体位颇能说明心意稳定的重要，"风吹树式"就是其中的一种。东风吹来时，你随风向西；西风吹来时，你随风向东。但无论东风还是西风，你依然坚如磐石，因为你的双脚稳稳地扎根大地，你的心意稳稳地"咬定"自我。《哈达瑜伽之光》说，呼吸不稳，则心意不稳；呼吸稳定，则心意稳定。一呼一吸之间，是你稳定的心神。所以，学习瑜伽的人必定学习控制心意、稳定心意。

稳定的心意就是力量。在庞大的瑜伽系统中，我们可以看到许多控制心意的方法。体位、调息、分辨、唱诵曼陀罗等等。日常生活里，我们有很多的心愿，有很多渴望实现的念头。但因为缺乏稳定的心意，或者说念力不足，很多的心愿和念头难以达成。对于这样的人，控制心意就是必要的，也是有益的。在大众哲学中，有个法则叫吸引力法则。因为某一个心愿，就有可能将很多因素吸引在一起——就如磁铁吸引着周边的碎铁，最后导致心愿的达成。然而，要让吸引力法则发挥作用，就需要稳定的心意。如果只是一念但却念头不稳，那么吸引力法则就不会发挥作用。如果你的双脚不稳，东风吹来时，你就倒向西边，西风吹来时，你就倒向东边，你就不是一棵坚定的大树，而是一根小草。

修习体位的瑜伽人都明白，要成就体位，就需要稳定的心意。但太多人不明白，体位成就，目的却是为了稳定心意。因为不明白，所以我们常常感到事倍功半。大树稳如磐石，在风吹过时显化出各种曼妙的姿势。那么，这究竟是风吹树，还是树撩风呢？每位瑜伽人都可以回答。

不二的智慧

随着瑜伽在当今世界的广泛流行，印度古老的《奥义书》也重新进入了人们的视野。

据说，《奥义书》有 108 个之多，甚至还有人说有 200 多个。但公认的是，最重要的《奥义书》只有 13 个。其中，至少有 5 个《奥义书》是在佛教兴起之前就已经定版了。

《奥义书》博大精深。但最重要的是，它处理的是现象与本质的关系问题，这也就是我们常常说的《奥义书》的不二智慧，或者梵我合一的智慧。

对于经历了深度理性和逻辑教育的当代人，在阅读、理解奥义书的时候，往往容易纠结于概念，并喜欢用理性的或逻辑的完美主义方式去解释或诠释奥义书中的哲学。但《奥义书》是古代圣哲觉悟或亲证的实践经验，其内容多为经验性的知识，而非纯粹的理论或逻辑。现在，我们就从这一点出发，来看看《奥义书》是如何处理这个现象世界以及世界的本质——包括人与物质的关系——这一最重要也是最基础的哲学问题及其实践应用的。

在《泰帝利耶奥义书》中，瓦儒纳之子瓦儒尼，也就是著名的布鲁古，就人是什么、世界是什么等等问题请教他的父亲。父亲告诉他，梵是食物（粗身鞘）、生命力（能量鞘）、眼睛、耳朵、心意等，梵是万物之源，一切都依靠它维系，一切消失后都归于它。通过苦行，儿子一步一步认识到，梵是粗身鞘、能量鞘、心意鞘、智性鞘、喜乐鞘，同时，梵又不只是这些鞘，而是超越这些鞘。它们是梵，但梵不限于它们。梵在一切之中，梵通过一切来展示。

由此可见，《奥义书》并不排斥和否定现象的五鞘，而是充分肯定五鞘在促进我们理解梵中的重要意义。也就是说，现象（五鞘等）就如镜子，通过现象这面镜子，梵照见自身，显现自身，留下自身的影子。如此，在生命的实践中，我们就可以意识到很多活动的意义和价值，而不是一味地排斥和否定。我们可以通过粗身鞘来认识梵。同样，梵是能量鞘，这就意味着能量对我们的重要意义。在瑜伽之道的实践上，我们就可以发展出调理、修复、提升、转化、积聚和运用能量的艺术和方法。除了粗身鞘和能量鞘，五鞘中的心意鞘、智性鞘和喜乐鞘也同样都有重要的实践价值。

但是，《奥义书》并没有沉溺和停留在五鞘层面，即现象层面，而是继续向前，它超越现象，甚至超越本质。与某些主张放弃或否定现象世界而去追求没有物质现象的世界或纯粹理念的世界这种彻底的虚无主义、彻底的出世主义或彻底的唯灵论不同，它有一种积极的自我发展和扩展的能量，使得我们能够充分肯定现象的价值、支持现象的合理发展、充分运用现象之物服务于我们的觉醒，而不是轻易而简单地否定或排斥现象。这就是《奥义书》之为奥义的地方，也就是说，《奥义书》的立场是，**经过而不执着，肯定而又超越**。《奥义书》不是一种宗教文本，而是一种哲学文本，或者一种求道者以及觉悟者生命探索的记录，更是一种实践或亲证的经验文本。吠陀、奥义书时代的圣人们倡导的这种不二的智慧，在现实中，摆脱了入世和出世的对立、现象和本质的对立、语言和实在的分离等实践中的难题和悖论。

梵就是五鞘，五鞘就是梵；同时，梵并不执于五鞘。也就是说，梵是五鞘（在现象上），又不是五鞘（在本质上）。五鞘的根基在于绝对意识（梵）。事实上，对个体之人可以谈论五鞘，对于宇宙也可以谈论宇宙五鞘或宇宙三身。但你的根在梵上，在绝对意识上，你来自绝对意识，你归于绝对意识。

没有梵，就没有现象。没有现象，我们就不能认识梵。正是现象——包括我们自身、包括五鞘，梵才得以为我们所认识和把握。反过来，正因为认识了梵和五鞘的本质，我们才能在尘世中不至沉溺而自由自在，才能融入、参与梵的天地化育。你的生命基于磐石（本质），你的存在并不悬空，而是落在大地上并扎根磐石上的。

在这样的基础上，我们那些因私我（ego）而起的问题，还是问题吗？

魔术娱乐

你知道魔术不是真的，但你依然可以通过魔术娱乐。

你知道魔术不是真的，但并不意味着这不真的魔术展示就会消失。

你知道魔术不是真的，但并不意味你从这个不真实的对象而来的娱乐就会消失或终止。

摩耶就如魔术一样。你知道摩耶非真，但你依然可以依据摩耶及其表象娱乐。你知道摩耶非真，但这并不意味着这不真的摩耶之展示就会消失。你知道摩耶非真，但这并不意味着你从这非真的摩耶及其表象而来的娱乐就会消失或终止。获得娱乐也好，娱乐终止也罢，都取决于你对摩耶的觉悟以及觉悟之后的态度。明白这个道理很重要。

确定和不确定

所有的文化传统都认为，这个世界是不断变化的，这个世界是不确定的。但人们常常在这变化中追求不变、追求某种确定性。这种确定性也可能是心智的，例如，追求某种宏大的确定的宇宙图式。

在我们所理解的瑜伽中，同样有各种宏大的宇宙图式。哈达瑜伽对世界的认识明显属于吠檀多传统。而对能量的认识和实践，以及对瑜伽目标（三摩地、解脱）的追求（重点在希瓦宗和萨克蒂派中），其宇宙图式同样属于吠檀多传统。而帕坦伽利瑜伽的宇宙图式，则明显不同于吠檀多传统。

对于瑜伽传统来说，身体的确定性、心智以及扩展开来的意识的确定性，以及灵性或喜乐的确定性是自显的。根据吠檀多传统，存在、意识和喜乐是自显的，这种自显性，就如科学家首先要无条件地承认物质世界的存在一样。我们的身体是这种存在确定性的展示。世界因缘而起，三德幻化。身体本身是缘起的，但你透过身体知道存在的确定性。身体的呈现是存在性的显现和展示。同样，你的智性之表达也是确定的，这个确定性就在于意识本身。你的喜乐之表达也暗示了喜乐的确定性。

然而，我们需要明白，身体必定会腐朽衰败，《薄伽梵歌》说，我们的身体如衣服一样穿破了就会被抛弃。但我们不能就此说，身体这件衣服不重要而可以随意处理。事实上，这件衣服挺厚、挺特别，里外五层（五鞘）！如今，很多人关心的是这衣服的最外层（粗身鞘）。其实，无论最外层，还是其他各层，都是那确定性存在的显现。

智慧瑜伽认为，这世界的一切都是摩耶的幻化，现象没有最后的实在性，所有的确定性都是幻影。这样一句话，对很多人可能没有什么意义。或者，有人认为，这样的话与确定性是一种矛盾。

当你觉知世界一切名色皆非本质之时，就如当你明白梦不过是梦，你不会被梦所左右，同样你不应被世上的名色所左右。梦似乎是不确定的，但你在梦之外，你没有不确定性的问题。你知道，不确定性不是一个"客观事实"，而只是一种经验。有人说，你看，乌鸦飞过，椰子掉了下来。对于处在名色之外的目击者而言，椰子与他或她没有一点关系。只有我们认同了名色，我们才陷入生死轮回，才"会"承受那个"不确定性"。没有认同，哪里还有"不确定"？没有认同，不确定就消失了。你就回到了存在、意识和喜乐。你就是梵本身。梵无内外——这样的言语，对很多人非常难以理解，但对于智慧瑜伽士，这就是实在的真相。

对于智慧瑜伽士，你没有死，你只是因为无明而做了个梦，在梦中执着梦境，颠倒了本末。一旦"醒"来，你就如如不动，但却活活泼泼，于你，没有什么不确定性。然而，在梦醒之间，我们需要通道，需要从不确定性到确定性的法门。

不确定性的驱除

几年前我出版过一本散文集《在不确定的尘世》。这本书给很多人留下一个印象，即，这尘世中的一切都是不确定的。是的，一切都是不确定的。但是，我们不能停留在不确定上，我们还要继续向前，从不确定中走出，驱除不确定性，获得我们确定的磐石。

奥义书传统告诉我们，太初只有不可言说的奥秘，当然也没有言说者。这个奥秘，可以叫作梵，也可以叫作道。不知何因，这梵自我扰动了，就如中国道家说的太极动两仪生。太极为何而动，无人知道。梵扰动了，自在天（至上的主）出现了，空出现了，各种粗糙的、精微的元素出现了，万物出现了，宇宙丰满了，一切都生机勃勃。

吠檀多和数论说，世界运动有三种力量：善良（萨埵）、激情（罗阇）和愚昧（答摩）。正是这三种力量的不同比率和差异，使得这世界丰富无比，也使得这世界不确定。一切都在运动变化中。希瓦圣典派说，一切都是彼此联结的。联结就意味着不是固定的，而是变化的，或者借用佛教的话说，是"缘起"的。

不确定性发生在物质世界。一切学科的研究都是对不确定性世界的研究。它们的研究力图表明，尽管物质世界纷繁复杂、变化万千，但在不确定性的背后有着某种确定性。对于科学家而言，这个确定性叫作规律，规律的表述就是真理。物质世界的缘起因素比较稳定，这就给我们一个印象，物质世界是确定的。在社会领域，心理学家们对人的心理做非常精微的研究，他们可以预测某人的心理活动，如此试图消除人们心中的不确定性。

我们还可以看到，人们试图通过绑定某些要素来消除他们未来的不确定性。人们绑定物质财富，绑定健康身体，绑定感情，绑定社会制度等等。当然，你还可以想到其他各式各样的绑定方式。然而，人们绑定了这，绑定了那，发现了规律，找到了财富，但还是无法阻挡时间的流逝，容貌的变化，身体的衰落，感情的淡漠，财富的得失，社会的变迁。

智慧瑜伽说，束缚在心意，解脱在心意。心意是我们所有不确定的问题之所在。没有心意波动，这世上的一切变化，不管确定的还是不确定的，与你何干?! 金镯不过是金子。当金镯变成金杯时，它依然还是金子。金子哪里消失了？只是它变了模样而已。金子永远确定，不确定的不过只是金子的模样。

吠檀多告诉我们，我们就是存在本身，我们就是意识本身，我们就是喜乐本身。我们就是那太初的梵，那太初的道。一切都是完全的、完美的、圆满的、意识的、喜乐的。我们完全可以生活在存在、意识和喜乐里，或处于存在、意识和喜乐本身的状态。哪里来的束缚呢？束缚是心意中的。解除了心意的束缚，就没有恐惧，没有担心，没有黑暗，没有痛苦，没有确定性，也没有不确定性。

其实，只要我们驱除了心意的束缚或执着，我们也就一同驱除了所有的不确定性。

瑜伽的喜乐

喜乐，是一个永恒的主题。而瑜伽的喜乐，涉及我们人的全部——身体、心智（包括情绪）、心灵三个维度，因为喜乐出于梵，出于存在、意识和喜乐这梵的一体三面。

有人会问，学习体位就能达到喜乐吗？当然，通过瑜伽体位法，我们自然经验喜乐——因为体位的目的为的是控制我们的心意、稳定我们的心意。心意稳定了，喜乐自然到来。——这是通过粗身鞘而来的喜乐。

有人会问，学习呼吸调息就能达到喜乐吗？当然，通过呼吸的调息，我们的呼吸平稳了，呼吸平稳了，心意就稳定了。心意稳定了，喜乐自然到来。——这是通过能量鞘而来的喜乐。

有人会问，学习瑜伽的专注和冥想就能达到喜乐吗？当然，通过专注和冥想，我们对知识有了正确的分辨。分辨了知识，我们就心意稳定。心意稳定了，喜乐自然到来。——这是通过智性鞘而来的喜乐。

在瑜伽中，我们真正要关注的，不是某个体位的完美，或呼吸的深长，或专注冥想的成功，或获得知识的分辨——这些功法固然可以达成喜乐，但我们不能局限在这样的喜乐上。多数的情况是，当我们在瑜伽馆中或在别的什么地方实践瑜伽体位或通过调息，或通过专注冥想而获得了心意的稳定、经验了瑜伽的喜乐，但转身之后，在生活中我们依然脾气烦躁、郁闷烦恼。如果这样，那么我们在瑜伽馆中的练习就只不过是粗身之力量或平衡的练习而已。我们学习瑜伽的各式体位，忍受双腿的不适甚至痛苦而静坐冥想，这些不应拘泥于体位的漂亮或冥想的悠长。就如我们禁欲不是为了禁绝欲望，而是为了禁绝纵欲这一意识一样，我们追求体位的完美，不是为了体位本身，而是为了贯穿生命的心意稳定。

瑜伽，崇高，美妙绝伦。瑜伽的喜乐，悠长，恒远。唯有明白通过身体控制心意的瑜伽之本意，才能真正经验瑜伽的喜乐。

喜乐只在无限者那里

《唱赞奥义书》（VII. 23）说，无限者是喜乐的源泉。有限者中没有喜乐。喜乐只在无限者那里。人们必须去理解无限者。

圣人萨纳库玛罗（Sanatkumara）说，喜乐的源头是无限者，这个无限者就是自我，就是梵。

一切喜乐都基于梵。任何有限的对象都没有永恒的喜乐。基于此，圣人教导我们理解这无限者，这梵。

但在这里，我们似乎遇到难题。我们常说，某东西可爱，某人可爱，某事可爱。然而，这些东西、人和事都是有限之物，它们如何可能可爱？并且，我们也确实从他们处得到了快乐——或长或短的快乐。经典既说无限者之喜乐，也说有限者之喜乐，又说有限者无喜乐。经典说的矛盾吗？或者是我们的理解有问题？

经典说的没有矛盾，我们的理解也没有大问题。只不过，经典所言和我们的理解层面不同。

以我们的经验来说，我们在有限的对象中确实感受到了快乐，这快乐虽短暂且并不持续、不连贯，但它们确是快乐，是梵之永恒喜乐的投射和显现。我们追求有限对象的快乐，但对象变化了，我们也就厌倦了，甚至对象没有变化，我们的心意改变了，喜乐感也会消失。于是，我们再一次重新开始追求新的对象与新的喜乐。先前获得的快乐，被否定了，被超越了。如此反复循环，以至于没有尽头。我们无须否定这些快乐，但是，我们需要明白，这些快乐并非恒久，它们依赖于不断变化的外境、外物——在这一层面上，我们说，有限者中没有喜乐。

正因为我们认识到喜乐无法停留在有限者上，所以我们走向更高、更广、更真实的喜乐——无限者。事实上，《奥义书》已经给出了它的回答：通过有限感受无限，通过有限者的快乐感受无限者的喜乐。通过"自我"的转化，肯定有限者。让无限者临在于有限者，让有限者可亲、可爱。正是因为自我，妻子才可爱；正是因为自我，丈夫才可爱；……因为自我，即梵，有限者可爱。而我们作为受限的生命，在这个受限的世上，通过有限者感受和体悟无限者的喜乐，感受宇宙的奇妙。

经典说，我们来自喜乐、依靠喜乐而存在，并消融于喜乐。我们的出发点是喜乐，是爱，是快乐。因为梵，一切快乐；因为梵，女子可爱；因为梵，世界可爱；因为梵，一切可爱……自我或梵，是我们获得快乐的内在依据。

一切现象中有快乐，因为梵无处不在，梵遍及一切。在现象上，梵乐的对立面是痛苦。痛苦的根源是无知（无明），有时，我们对之也可以理解为对自我的

"遗忘"。不能从现象中获得喜乐，并不符合瑜伽之道。世俗本身就是神圣的显现，不能通过给予我们的世俗去体验更丰富的喜乐，并不符合瑜伽之道。

在现象中经验喜乐，需要培养智慧。心灵丑陋、心胸狭窄之人难以享受到真正的喜乐。因为，心灵崇高之人才能享受到真正的喜乐。（见《泰帝利耶奥义书》）

不执着的人会得到喜乐。小不执着，得小喜乐；大不执着，得大喜乐；毫无执着，得终极喜乐。从最初的喜乐到最后的喜乐，我们看到一个进路，一个阶梯，一个过程。但总体上，不能执着任何一个进路、一个阶梯、一个层次或一个过程。合理的态度是，经验并超越——将最初物质性的喜乐引进自我之光，在自我之光的照耀下经验、享受，但不执、流过，然后超越。在其中，达成物质和精神的统一，此岸和彼岸的统一。如此，物质不再是障碍和局限，精神也不再是障碍和局限。

放下即喜乐

在很多时候，你会发现，仅仅放下就可以获得极大的喜乐。

有人说，"放下"是佛学众多经文所宣扬的"真谛"；

有人说，"放下"是儒学之祖孔子所说的"毋我"之菁华；

有人说，"放下"是耶稣要人关注当下、不用为明天之事发愁的奥秘；

更有人说，"放下"是瑜伽中上乘的不执所带来的自然结果。

放下，不是摆在一边置之不理；放下，不是冷漠淡然甚或残酷丢弃。放下，是明白之后的不执。放下即喜乐。

奥义书中的喜乐

唵！愿梵保佑我们老师和学生！

愿梵赐予我们知识的果实！

愿我们都拥有能量获得知识！

愿我们学习的东西启示真理！

愿我们彼此珍惜，没有愤懑！

唵！平静！平安！和平！

——《奥义书》

根据圣哲室利·罗摩克里希那妻子莎拉达·兑维的弟子、四卷本《奥义书》翻译注释的作者斯瓦米·尼哈拉南达（Swami Nikhilananda）的研究，Upanishad（奥义书）一词来自词根 sad，加上 upa 和 ni。Upa 的意思是接近、靠近，ni 的意思是整体、整个，sad 的意思是松开、达到、寂灭。Upanishad 这个词的意思是：知识。对于一个合格和胜任的老师来说，教授奥义书，就是让学生整体上松开世界对他的束缚，或者让学生达到（认识）至上自我（Self），或者获得完全摧毁无明的知识。奥义书深刻无比，充满奥秘。除了存在和意识之外，主流奥义书在喜乐问题上的一些看法也非常独特。

　　主要奥义书没有悲观厌世的色彩，没有生来就罪恶的恐惧，奥义书中有的是满满的能量。在探讨真理、见证真理的进程中，留下了人的尊严以及人的喜乐，并且这种尊严和喜乐不仅是生存层面的，更重要的是存在层面的。研究奥义书真理，内心满是喜悦，如婴儿般充盈。

　　奥义书认为，喜乐（ananda, bliss）不是属性（为了言说方便，有时也把喜乐视为梵的属性），而就是梵本身。喜乐包含了存在和意识。梵就是存在、意识和喜乐。存在、意识和喜乐并不分开，而是一体，是同一的。

　　梵的喜乐不可与接触外界的可感对象所带来的快乐等同。对象带来的快乐只是梵乐的极小碎片。但是，感受梵乐需要通过尘世对象这一中介。梵乐渗透一切对象。

　　梵是喜乐，因为梵里没有悲伤，非梵者则充满悲伤。知梵者一无所惧。

　　梵乐不能用世间相对的方式来衡量。通过净化心意，消除我慢，我们可以不断深入地体验到梵乐。

　　深眠中没有欲望、恐惧且超越善恶，但其中享受的梵乐不能持久，也不连续，醒来就消失。通过自我知识而达到梵知，我们可以持续不受污染地体验梵乐。当然，这体验也有纯与不纯之别。从一般的纯到彻底的纯还有一个过程。就如觉醒，一个人学会游泳是觉醒。但学会游泳之后，还有很多需要学习的，例如，各种不同的游泳方式和技巧，不同的姿势等等。

　　奥义书说，最后我们要面对的还是我们自己的自我，我们的自我面对我们的一切，无物可替代自我。觉悟，修行，就是要认识自我。走觉醒这条道路，就要明白这个道理，不然只有"后悔"——我们也不会经验到真正的喜乐。

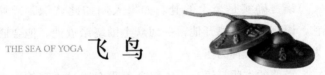

THE SEA OF YOGA 飞 鸟

THE SEA OF YOGA
THE SEA OF YOGA

THE SEA OF YOGA

沉默是最大声的语言

智慧的本质就是语言。

——圣人雅伽瓦卡亚

这是《大林间奥义书》中圣人雅伽瓦卡亚说的智慧之言。

人们依靠语言认知亲友，依靠语言认识四吠陀经、史诗、往世书、奥义书、祭品、食物、这个世界、另一个世界以及一切众生。

语言确实是至上的梵。如果人们如此认识、崇拜它，语言就不会离开他，一切众生围绕亲近他。他会成为天神，与天神为伍。

智慧的本质是语言，这包含着我们通过语言传达真理，通过语言体验真理，通过语言创造世界。语言照亮世界。离开语言，我们不能设想世界，不能理解世界。没有语言，我们就处于黑暗状态。

从瑜伽的角度说，通过语言，我们创造了不同的瑜伽流派，构成了一个个不同的复杂世界。瑜伽语言带来瑜伽的世界。通过瑜伽语言，我们理解瑜伽。离开瑜伽语言，我们就离开了瑜伽世界，或这样的世界就会"封印"而不再显现。不同的瑜伽语言各自创造了相应的瑜伽经验。进一步，瑜伽语言不仅仅只是一个传达瑜伽信息的通道，而是瑜伽经验本身，即瑜伽语言创造瑜伽经验。

例如，我们认得瑜伽是"联结"，我们就会努力建立并经验我们与大我、与天地万物的联结。但如果我们对于联结的含义理解不同，那么我们的瑜伽努力和经验就会不同。又如，如果我们只是知道瑜伽是联结而不知瑜伽另有其他不同的含义——如"分离"这一含义，那么我们就会忽视这一方面的内容。调整瑜伽语言就是调整瑜伽经验。例如，最简单的，瑜伽教练要你注意正位或顺位，那么，你的瑜伽体验就会发生变化。再如，体位中的眼镜蛇式。如果教练仅仅告诉你如何做好这一体位——如何扩展胸腔，如何利用全身的肌肉之力，如何伸展脊椎等等，那么，这就仅仅只是一个身体的姿势练习而已。但如果教练还告诉你，这一体位不仅扩展你的胸腔、锻炼你的脊椎、增加你的柔韧性，同时还告诉你，并请你在体位中经验——如果在你漫长的轮回中你曾是一条蛇——没有如我们人可以站立和爬行的四肢、没有如鸟一样可以飞翔的翅膀等等，仅仅作为一条蛇，你将如何认识这宇宙、经验这世界呢？在这样的瑜伽语言中，体位就不仅仅只是身体的一个姿势练习而已，而是要我们通过身体的姿势经验这宇宙、经验这世界了。

对于瑜伽人，一个最熟悉的语言就是OM（AUM）。

对于瑜伽者，OM 是圣言。经典上说，OM 是语言之首，OM 包含了一切的可能，OM 就是梵的象征，OM 就是一切。

要完整的理解语言带来的智慧，我们不要忘记，语言中最大声的那一个"音素"——沉默。OM（AUM）中的 A、U、M 音素，分别代表了醒态、梦态和深眠态。在这三个音素之后的，是第四音素——沉默之音，这一音素是第四态——即最高的图利亚状态。这图利亚状态才是我们瑜伽的终极目标，因为只有到达这一终极目标，我们才能、才是回归了自我。我们千万要听见这沉默之音，这沉默之音才是最大声的语言和智慧。

是谁大声说出了那个沉默？

真的书不一定都能为人看到。最大声的语言——沉默，不一定都能为人们听见。

巴特说过类似的话，你捧着的圣经不是圣经。克里希那穆提不读他人的灵性著作，但他自己的书却成了很多人的灵性慰藉。这不是悖论吗？

我们读书可分三重境。第一，圣经是圣经；第二，圣经不是圣经；第三，圣经还是圣经。

众人大多停在"圣经是圣经"层面，故有诸多问题。克里希那穆提反对停留在这一层面，他反对读经。但他自己却留下了众多的著作。

在西方文化中，诸如尼采、马克思、海德格尔、库比特等人，他们多是在西方文化众多的书籍中孕育出来的。离开西方传统，哪里还有尼采、马克思、海德格尔、库比特呢？但是他们又不仅是传统中的，他们还更新了传统。

离开印度吠陀的传统，也就没有佛陀及其佛学和佛教了。离开西方文化、中国文化、印度文化也就没有今日的你我他。离开今日的网络技术也就没有我们如此的相遇。

冰山说，你见到的只是我的一角。克里希那穆提说的也只是一角，佛陀表达的只是冰山露出的部分。

离开语言，有无灵性可言？我们可以坚持没有语言的灵性，但谁有这样的灵性？除了他如此断言（佛法）之外，谁有这样的灵性？那断言本身依赖语言来断言么？语言只是说出来的么？维特根斯坦前期的"不可说"理论在后期被他自己否定了，这说明了什么？"禅"是不是也是一种语言？

谁会言说？谁能言说？谁可以经验？最重要的，是谁大声说出了那个沉默？

回答了这些，可能我们就懂得了不二的智慧。

自我之光

圣人雅伽瓦卡亚拜访维德哈（Videha，也译毗提词）国王贾纳卡（Janaka），

国王第一问：人有什么光？

圣人回答道：阳光。人依靠此光，坐、行、做、返。

国王第二问：无阳光，还有什么光？

圣人回答道：月光。人依靠此光，坐、行、做、返。

国王第三问：无阳光、月光，还有什么光？

圣人回答道：火光。人依靠此光，坐、行、做、返。

国王第四问：无阳光、月光、火光，还有什么光？

圣人回答道：自我之光。人依靠此光，坐、行、做、返。

——《大林间奥义书》第四章第三梵书

自我之光是光之光。自我在不同状态有不同的显现和展示，其光亮是有差别的。

第一，醒态。在这一状态下，我们处于二元世界，我们依靠主体去认识客体，依靠我们的感官认识世界——主体、客体、感官的感知构成了一个三元组。各感官获得外界的信息，又通过我们的心意和理性来处置信

息。在这个二元的世界中，也就是在有生死、有是非、有善恶等等的世界里，自我之光被遮蔽，但仍有折射的光。

第二，梦态。在这一状态下，我们还是处于二元世界，但这个世界是我们的心意创造的世界，欢乐和痛苦都是我们自己创造的。在这里，自我之光仍被遮蔽，但遮蔽的程度比醒态状态下的要轻一些。

第三，深眠态。在这一状态下，我们对自己没有了知觉，所有的二元性暂时消除了。自我之光在其中照耀。在这一状态，"善行和恶行都不会跟随他。他超越了一切烦恼。这一状态……尽管不观看，但依然是观看者。"

第四，图利亚（第四）状态。这是自我之光永照的状态。没有任何遮蔽。目击者就是内在自我，就是阿特曼。阿特曼处处照耀，不分昼夜。觉知到这阿特曼，就会得到生命之根，就会超越生死和善恶。这是光辉灿烂的世界，是非二元的世界。

对此，必定有人会问，没有了二元，世界是什么世界？没有了冲突，世界是什么世界？没有了时空荣耀的变化变迁，世界是什么世界？是不是彻底虚无的世界？没有了二元，没有了三元组，我们如何可能觉知任何的世界？甚至，觉知是否存在？

事实上，这里有两个转折。

其一，认知的转折。要知道，阿特曼不是我们感官的感知对象，它是感知之感知——即它是听之听，它是看之看，它是行之行，因此它是光之光。光之光如何可能是感知的对象呢？当我们认知到阿特曼就是我们的本质时，我们对对象的认知就会从三元组折返，而成为目击者。

其二，存在的转折。这一转折就是罗摩克里希那说的不二论之后我们存在的状态。认识了自我、认识阿特曼，认识到人依靠此自我之光坐、行、做、返，我们就在自我之光照耀下生活着。这样的生活是"觉醒"的生活——当你认识到绳子不是蛇的时候，剩下的就只是绳子，哪里还有蛇呢?! 当我们认识到世界真相的时候，我们就在真相下生活。魔术师依然耍着魔术，但我们知道那是魔术师的魔术。无论你接受还是拒绝，光依然隐藏在光中，光依然在光中显现。生命依旧还是那个生命，但我们知道我们依自我之光而活，并因着我们和我们的生活显现出这自我之光。如此，自在，喜乐。

通过粗身鞘而非粗身鞘

粗身鞘，就是我们这个由五大构成的身体，通俗地讲，就是我们有血有肉的身体。尽管历史上有的传统对粗身怀有一种否定或歧视的态度，但我们认为，粗身非常重要。整合各种因素，其重要性或意义主要在于以下几点：

（1）粗身鞘是"革命的本钱"，没有身体，我们无法言说"人"的一切。

（2）"革命"包含觉悟或自由（精神的变革），觉悟或自由首先针对的是粗身鞘的局限性、有限性或粗身鞘的真相。

（3）粗身鞘是我们感知丰富多彩的世界的必要条件。世界丰富多彩，对这丰富多彩的世界的感知首先需要粗身的感官。即便世界如魔术师变的精彩的魔术，也需要我们粗身鞘的感官去感知、去识别。

（4）很多传统说男身很重要。这一看法具有历史局限性。如今我们超越了男女不平等的思维，摆脱了女性的诸多历史局限性。

（5）粗身鞘是一个完整的模具、是一整套的工具，是我们的精身（包括能量鞘、心意鞘和智性鞘）发挥功能的必要前提。没有粗身鞘，精身难以发挥功效。粗身鞘就如外套一般，外套保管、维修、维护得当，精身就会更加有效。

（6）通过粗身鞘为能量鞘提供能量，进而为整个精身提供能量。我们吃下的饮食，部分变成垃圾排出体外，部分成了能量，融入能量鞘，部分成了心意。

粗身鞘如此重要，我们就该有效地管理我们的粗身。哈达瑜伽，首先要理顺的就是我们的粗身鞘。

当你明白粗身鞘和能量鞘的关系后，不仅你会锻炼你的粗身鞘，以使得粗身鞘顺畅、流畅、健康强健，你还会理顺你的能量鞘。能量鞘的调理更多的是通过呼吸的习练，也就是调息。很多人过于注重粗身鞘的体位，而忽视呼吸的控制，这是有失偏颇的。

当然，诸如商羯罗、辨喜等圣人，他们可以直接进入智性鞘而获得觉悟。但对于很多人来说，从粗身入手是最可行和最适宜的方式。

从有机的生命体来看，我们当然不能把身体的不同层面各自分开，每个身（鞘）——无论粗身、还是精身（能量鞘、心意鞘和智性鞘），都会受到七个脉轮的限制（这些脉轮是能量的聚集和传输中心）。粗身和精身，某种程度上，它们也会相互影响。当你呼吸顺畅了，你的容颜也会悦色。粗身健康了，你的心意也容易平静和谐。

当然，我们知道，真正的力量是觉醒的力量，让人从无明中觉醒的力量。体位的瑜伽、呼吸的瑜伽，只有与觉醒、与认识人的本真、解决人生的根本问题结合起来才是根本。瑜伽行者拉斐尔（Raphael）说：尽管一个人可以"漂浮"或通过普拉纳（prana）治愈（粗身的）疾病，但这并不意味着此人已经觉醒。如今我们很多人已经把瑜伽退化成仅仅关注次级或低级"力量"的瑜伽。要知道，我们的粗身很重要，但瑜伽只是通过粗身的瑜伽，而并不只是为了粗身的瑜伽。

生命的账号

　　一个人在世上并不知道他自己是怎么来的——这句话包含的意思是，他不明白自己。我们所要面对的现实是，我们已经这样了。我们要面对我们的个体现实、社会现实、自然现实和各种可能的关系现实。也就是说，更多的时候，我们要处理的不是为什么的问题，而是怎么样或怎么办的问题。

　　有限的个体，可以去抱怨、去奋斗、去纠缠。然而，具有自我意识的主体会不断地自我反思，探索为什么的问题，并可能因此而改变他的生活轨迹。他要追问一个基本问题：我是谁？

　　我们并不容易理解我们是谁，可是我们似乎也很清楚我们是谁。当你敲门时，人问，谁呀？你回答说，"我"。这个"我"就是你。

　　可是这个"我"是你吗？你似乎又怀疑。这个身体好像不是你，缺了一只胳膊的你依然是你，那只胳膊不是你。你割掉你的阑尾，你还是你，那割掉的阑尾不是你。那些器官都不是你。你挣得了大把大把的财产，但是当你破产一无所有时，你还是你，那些财产不是你。你唱歌唱得特别好并为此暴得大名，可是有一天新人起来了，人们不再记得你，但你还是你，那明星不是你……你问自己，你是谁？你不甘心如动物一样活着，也不甘心为外物外境活着，你寻找你生命的意义，你建立你自己生命的账号。每天你的探索，就成了你生命账号中的财富和资产。

对于这样的生命账号，有人建了，但可能并不真关心，只是一个空号，没有资本在里面。也有人不时地注入一点资金，时间过去很多，他的账号上资金很少，他的一生就快耗尽了，但账号上的生命资产依然有限。有人开始时投入很多资金，但之后，却不愿意继续进行下去，于是他的账号资产逐渐耗尽。也有人勤奋精进，账号上的资产不断增多，这样的人成了生命资产的丰盛者，他甚至可以用他的资产帮助他人。

但任何账号都不会白白设立，即便里面没有注入多少资产，也依然具有重要的意义。账号在，就有机会注资增产，因为他就着这账号和生命的大海建立了联结。这个联结是真实的。只是有人联结松散，有人联结紧密。

作为瑜伽人，体位、呼吸法、冥想、念诵、社会服务、游走圣地、瑜伽沟通与交流、阅读瑜伽典籍、开馆教学、支持瑜伽文化事业、传播瑜伽文化、聆听导师的教诲等等，都是我们生命账号中的资产。而在你生命账号中的所有资产中，最恒定的资产是觉知自我。一旦觉知了自我，你就开了一家大银行，你就不再需要依靠原来的账号，相反，你就可以为他人设立账号并为他人提供服务。

流　变

　　世上的一切都自然地流变着。流变，按照中国的哲学讲就是"易"。"易"是世界的常态。尽管在这"易"中有着恒常自在的"道"，但我们常常忘记这自存恒常的道，而刻意在流变中执着于这世界的某个特定状态，如此就会陷入轮回性的经验而纠结，引起无端的挣扎与痛苦，并大声哭喊着说："生活就是受苦受难，生活就是一场艰辛的抵达。"

　　坦然地面对这个世界的不确定性、有限性和短暂性并不容易。身体的疼痛和身体的死亡不可避免，但要坦然面对它们并不容易。之所以如此，终极的原因是无明，是因为你还没有看见身体和世界中的流变真相。觉悟的人，其实就是看见了身体、自我和世界真相的人，就是因着明白了自我和世界真相从而没有了烦恼的人，就是不再为人和世界的名色表象所限制的人，就是摆脱了名色限制之束缚而得到了至善的人。觉悟并不神秘，觉悟之人就是普普通通的人、自自在在的人，就是生活在世界中而能够用智慧之光去面对世界一切流变的人，就是能够回到生活本身，坦然面对生活、应对生活、享受生活的人。圣人瓦希斯塔告诉罗摩王子，被主人的绳子牵着走的猴子因为害怕且承载着重担而受到限制，生活在木头中的虫子因为焦急等候（木头腐朽）以破木而出而受到限制，饿着肚子栖息在树上的小鸟因害怕被老鹰捉住而受到限制……与生活为友，还是与生活为敌，全在于我们对实相的认识以及由此而来的态度和实践。

生活就是一切，一切都是生活中的。有人说，我害怕这个、担心那个，这个"害怕"、这个"担心"本身是由生活中不真的观念被动接受的。光明和黑暗之间有什么关系？必定腐朽的身体与你的自我之间有什么关系？生活中，无论发生什么就发生了，何来的悲伤？画在画布上的太阳会不会烤黑你的脸？扔进大海中的石头会不会砸伤那大海？起起伏伏的波浪不会毁灭大海的圆满，身体的疼痛和必腐的皮囊不会影响我们自在永在的自我，何来的悲伤？

我遇到过一个人，他踌躇满志，对自己的地位和财富很满意，对自己关于世界的看法很满意，在他眼里，其他的一切都成了他评判的对象。然而，他并不知道，他自己始终被权力、财富、美色、机会、所谓的自己的观点所束缚。他已经成了他自己的奴隶而不自知。

同一个世界，同一个道，但你缺乏灵眼，你看不见这流变中的世界、这流变中的道。于是，你痛苦，你哭泣，你呐喊，你无助。你看不见恒常的自我，听不到大道的美声，摸不着那无声的存在。你生活在你自己制造的小暗房子里，全然看不见那永恒存在的光照，看不见那永恒存在无处不在的显现。你说，都是些江中月、镜中花。但你全然不知道那江中月、镜中花也是永恒存在的部分喜乐。

耶稣说，没有人会把灯放在床底下。光是用来照亮的。然而，光总是以不同方式被控制起来，放在某个固定的地方。生命本就是光。然而我们似乎生活在黑暗之中。在茫茫人海中，在岁月蹉跎中，我们一个又一个艰难地"抵达"。我们或始终在生活之茧中，或燃尽了自己一无所获。又或者，我们跳出我们自己，我们终于"走出"了私我的小天地，融进了那存在的节律中。

那些觉悟或得救的人，他们不属于这个世界——正如耶稣说的。那些超越自我的人不属于这个世界，因为他们已经不在这个表象的世上。但他们又是世界的，因为他们在一个知觉了的世界，一个本然的世界。他们在世上行走，如孩童一般在这世上活动，他们在流变中坦然——因为他们明白，他们本身就是世界。

不执和行动

我们遇到的一切障碍都是因为变幻莫测的无明之舞。执着于无明之舞的任何细节，我们就陷入有生有死的流转之中。而这种流转本身并不是本质。尽管我们都知道这一点，但是，对于我们，执着是常态，不执也多是出于无奈。

通常说的执着和不执是一对——有执着，才有不执着。执着痛苦，不执也痛苦，只是它们痛苦的程度有差异。当然，它们同时有快乐，它们所带来的快乐也有差异。执着于不执，也还是执着。有人在某事上不执，却有前提，他需要付出很多努力——虽然很难做到不执，却又需要做到不执，于是陷入不执的痛苦中……这里的不执着实际上是一种变形的执着。本质上，它不是不执着，而是一种放弃。

不执与放弃甚至抛弃不同。放弃，意味着不为或不再继续有为，而非不执。不执，是因了明白有为行动之本质后的态度和行动选择，并因为这一态度或行动的选择带来灵性的喜乐。这是一种超然的态度，一种洞穿的态度，一种持而不有的态度。而放弃，更多的是无奈之下的态度或行动选择，放弃可能带来心理情感的释然，但难以带来灵性的喜乐。不执卸掉的是人所不是的重负，获得的是自由和喜乐。

不执拥有迷人的魅力。斯瓦米·萨齐南达（Swami Satchitananda，也有译沙吉难陀）的弟子贾戈纳·卡茬乐（Jaganath Carrera）在《瑜伽经》注释中说到不执（Vairagya）的七点魅力，它们分别是，不执带来无惧；不执表现为服务；不执让我们自由，臻达纯爱之境；不执包含关心我们自己；不执带来技巧（机）；不执培养控制力；不执开启智慧之门。我要补充的是：不执就是喜乐。执着是攫取，是占有，这种攫取和占有既发生在身体上，也发生在心智上、观念上，也发生在灵性上。不执包含身心灵不同层面的不执。

然而，不执不是不行动。任何事情要取得成功，首先需要行动。一切成就都离不开行动，这是《薄伽梵歌》明确教导的。如果不行动，我们甚至连活着也难以维系。行动是必须的。然而，行动有不同的行动方式。

根据《薄伽梵歌》的教导，我们可以把行动分为这样几种：愚昧型行动、激情型行动和善良型行动。某个具体的人或某一群体的行动并不能简单地归为它们中的一类，而是它们的混合。三分法只是一种便于理解的模式。

在生活中，我们可以从个体那里看到愚昧型行动，也可以在群体或集体那里看到愚昧型行动；当然，同样可以从个体那里看到善良型行动，也可以在群体或集体那里看到善良型行动。而更多时候看到的是个体或群体（集体）的激情型行动。很大程度上，这个世界是一朵"激情之花"。

作为三德（愚昧、激情和善良）之一的激情，充满能量，追求结果，也由此带来很多创造。不过，我们也可以注意到，基于三德分别可以带来不同的创造，它们都是行动的结果。在很多处境下，人们更多地和激情之德联系在一起，很多的"故事"都和激情之德联系密切。离开激情之德，无数激动人心的艺术作品几乎都会消失。但激情之德在乎结果，特别执着，因此二元对峙特别明显，痛苦和快乐的张力特别明显，让我们的感受也特别丰富。但人们在得到很多快乐的同时，也不得不面对执着所带来的痛苦。这种痛苦，在有些人那里或在有些时候，由于过于激烈、张力过大，以至于他们难以承受而导致各种悲剧性的结果。明白的人多倡导让自己处于善良之德的主宰之下，走善良型行动之道。

在愚昧型行动中，喜乐被遮蔽的程度最大；在激情型行动中，包含了悲喜双重性；而在善良性的行动中，多充满了平静、宽容和妥协。

然而，这三类行动都可以包含专注，也就是其行动可以高度专注。专注的行动导致高效，并快速结出果实。然而，专注并不可以与三德中的某一德等同起来。任何类型的人都可以专注，并带来结果。

这三类不同的行动带来三种不同的生活状态：愚昧

型生存状态、激情型生存状态和善良型生存状态，但这三种状态本质上都是轮回性的。是否存在超越三德的生活状态呢？

在吠陀时代、奥义书时代，我们看到，有很多这样的圣人，他们不仅洞察了三界的生活状态，更洞察并实践了超越三德的生活状态——即超越性的生存状态。这种状态，在不同的圣人那里，可能有不同的表述，但基本意思都应该是完美的状态。这种状态就是第四种状态，就是觉醒的生活状态，解脱的生活状态，自由的生活状态。无论他们入世还是出世，他们都从事着各自的自然职责，他们行动但不执。

鸟道和蚁道

生命觉醒，要学天上飞的鹏鸟，飞出一条鸟道（Vihangam Marg，分辨之道，通向觉醒的快速之道），飞过，看过，而不恋不执大地上的一根树枝。而不要学地上爬的蚂蚁，不要爬出一条蚁道（Pipilika Marg，通向觉醒的缓慢之道），不要把生命的全部用来寻找大地上数不清的木屑。

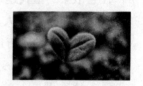

THE SEA OF YOGA 醒 来

THE SEA OF YOGA
THE SEA OF YOGA

THE SEA OF YOGA

常和无常

　　我有一把椅子，它有点破了，不知何时可能就会散架。但我一直用着这把椅子，时不时整修一下，努力不让它散架。但我还是时时刻刻小心翼翼，因为椅子如果散架就有可能伤人。有学生问我，为何不换把新椅子？我说，这把椅子可以提醒我，这世界没有确定性，就像《周易》说的，在变易中，我们要如履薄冰。

　　这个世界上的一切也是如此。任何对象都无法恒久，如这椅子一样，随着时间推移就会散架。但是，当我们透过这个世界、窥视这永远变化着的世界之背后时，我们却可以感知到或直觉到或体验到一个无边的、自足的、恒定的"常"。正是这恒常的"常"目击着如同这把随着时间逐渐散架的椅子的世界。一切都基于这"常"，我们所见的世界变幻是这"常"的显现，散架的椅子时刻提醒着我们这世界的不确定，时刻告诉我们要识别变化，要分清对象的非本质，要看得见如流水一般的时间真相。这椅子提醒我们，不能看不到无常或不接纳无常，要在无常中看见无常，更要在无常中见有常。这把椅子还提醒我们，心意要不执"常"的显现。要成为觉知者，要知道我们就是那

无边的独一的世界目击者。如此，我们才会喜乐，才
能拥有本质的意识，才会真的成为大写的人，成为存
在本身。

觉醒是意识的自我选择

有思想家说，无论我们修行还是不修行，我们都是完美的。但事实上，在我们的经验中，这样的说法是存在问题的。

我们的精神不会自动进化，而是依赖于我们的选择，据说，这是因为人有自由意志。人的自由意志决定了一个人发展的方向和获得的果实。

如果我们只是自然地活着，精神就不会有实质的进化。自然界中的生物体都会自动进化，但发展到某一个阶段，即到了人这个阶段，如果没有意志的介入，没有自由意志的选择，精神就不会进化，就会始终在轮回之海中。

吠檀多不二论大师商羯罗曾说，我们需要有一个人身——这保障了人有真正进化的条件；我们需要有寻求解脱或自由的强烈愿望——这是自由意志的选择和方向；我们需要有导师的指导——没有导师的指导，容易迷失，失去方向。

在我看来，提升生命质量是生命中最为合理的。觉醒是意识的自我选择，觉醒是一个生命实质生成的过程，就如学会游泳一样真实。当我们一生走完的时候，我们会发现什么都放下了，只有生命质量提升之后所带来的那纯粹的自由相伴。觉醒是生命的最高之境。觉醒意味着存在的真实、意识的真实和喜乐的真实。

意识转变的意向

在瑜伽修行中，没有意识转变的意向，那么即便你坐破千百个蒲团、念破千万卷经书、做尽人间所有善事、完成万亿个拜日式、冥想上百年，也与觉悟、觉醒或自由无关。

意识转变的意向是我们瑜伽的种子。种子有了，才可能真正长成一棵大树，开花，结出果子。而这意向，则来自你自己的意识。

新一轮生命从五十开始

孔子说，五十知天命。但不知年过五十的人是否真的知天命。然而，对一个人来说，五十确实是人生的一个关键转折点。

根据脉轮瑜伽，人体主要有七轮，分别从粗糙的脉轮到精微的脉轮。最粗糙的脉轮是海底轮或根轮，最精微的脉轮是顶轮或梵轮。从人体发展看，每个脉轮自然发展的周期是七年。七个主要脉轮发展下来就是四十九年。现代科学也告诉我们，人体细胞每七年更新一次，每七年我们就好像重新换了一个身体一样。到了下一个七年，我们似乎依然保持了某种延续的同一性，这个延续的同一性由我们的精身决定。

除了身体的变化，在不同阶段，发挥主导作用的脉轮也是有差别的。例如，当我们还是小孩时，很多功能（如生殖功能等）还都没有发挥出来，还没有展示出来。经过一年又一年的变化，我们需要七七四十九年完成一次相对完整的生命旅程。从五十岁开始，我们再一次进入新的脉轮循环。这是生命的律动。

有人认为，到了五十生命就开始走下坡路了。但从脉轮瑜伽来说，我们的生命却又再一次重新开始了。因为我们已经经历了一个完整的过程，生命已经很有内涵，我们已经累积了业，这些业，有的是顺势能量。对于已经经历了四十九年的你来说，这是多么有意义的事情啊！

知道了我们七轮新的启动轨迹，在之后的生活中我们就完全处在了崭新的平台上，我们就可以更自主地安排我们的生活，更丰富地经验人生和世界。天天都珍贵，天天都惊喜，生活可以过得更加精彩而非钝化。

知天命者，知道如何顺天命而自然地生活，知道让生命体现出存在的奥义、意识的奥秘和喜乐的奥义。知天命，就是知道自我，知道自己是谁，知道自己如何生、如何活。知道我们应该顺势安排我们的人生，从而达到人生的圆满。

懂我的是谁？

懂我的只有一个，你猜是谁？懂我的有无数个，你猜是谁？对于这两个问题，不同人有不同的答案。这是因为人们生活在不同的话语系统中，或参与在不同的话语系统中。然而，正确的答案并不是最后的真理，而只是可以让我们的生活合理化。

从吠檀多的角度看，懂我的只有一个，也就是我们真正的自我，即阿特曼。在《奥义书》中有个故事，一棵树上栖息着两只鸟，一只鸟始终伴随着另一只鸟。其中一只鸟是我们心意波动的私我，另一只就是我们的真我，阿特曼。

懂我的有无数个，他们都是谁？他们就是被限制了的数不清的自我——摩耶"限制"了至上自我，自我呈现为千千万万的个我。因为各种因缘，这些个我也会懂得我。

然而，我们应当知道，这个"懂得"和前面的"懂得"并不是同一个意思。

在日常生活中，无数的个我都是被束缚的，但他们通过沟通也可以彼此理解。但这样的理解是一个理解的系统，这一系统并不开放，它们受限于某个层面、某个限度、某些条件——它需要你和对方不断地沟通、对话、包容、学习，如此才能"懂得"。而本质上，之所以"懂得"，还是因为你内在的阿特曼。

真正懂得我的人只有一个，这个"懂得"涉及我们的真正身份，是终极的，是我们安身立命的基础。当你明白你是被懂得的，即便在这世上只你一人，你也是自足的、圆满的，而不会寂寞，更不会孤独。

你懂得我了吗？但愿我懂得你。

觉知时间

随着年龄的增长，感到每天过得飞快。这种飞快的感觉以前没有那么强烈。如今，一个星期似乎就是以前的一天，一个月就是以前的一周，一年就是以前的一个月。以前，有老人告诉我，天上一天，人间百年，或者天上一天，人间千年。时间，是经验性的。在我们人这里，时间具有主观性。

时间是摩耶，非常特别的摩耶。在梦里或许只有几个小时，但我们可能经历了八年十年的。我们或许只做了几分钟的梦，但可能在梦里经历了很多很多。

作为概念的时间，是人造的；作为主观经验的时间，取决于人的主观性。我们可以把非常有限的时间经验为永恒。有哲学家说，爱是没有时间性的。爱超越了时间，爱就是永恒，或者说爱不在时间里。它属于另一维度，时间之剑无法抵达。

从客观性的时间观念到主观性的时间经验，让我们意识到我们存在的缘起性。通过时间性让我们意识到，我们不是这个身体本身，不是我们的心意，不是我们的智性，不是我们的拥有物，也不是我们外在的建构物，我们无物可执。我们所经历的一切都是一次性的，所以我们需要尊重、珍惜、敬畏和喜悦。任何经历，去了，就不会再回来。

自我知识照亮你我

在这个世上，什么东西在保护我们？唯有自我知识。自我知识比任何东西都有力量，因为这知识不是现代科学中有关对象的信息，这知识是存在本身、意识本身、喜乐本身，它就是梵、道、自我，就是生命。这自我知识是根本性的知识。这知识让我们明白我们的本质，并明白我们真正的意义。这知识不是静态的、停留在某处的，它是行动，是实践，是不二的。

此时的你我，远离着的真正自我，似乎是异乡人。你漂泊，暂时停留，你随时离去，随时解构自己。当知识之光照耀，并在心中升起，我们再次安住在自我中，我们就会得到彻底的圆满——存在、意识、喜乐，这知识保护着我们，让我们免除悲伤、痛苦、烦恼和忧虑，让我们察觉与安稳。

只有当你证悟并在实践中活出时，才能说你真正拥有了自我知识。或许，你依然会对现象中的问题持有特色（差异）的看法或意见，但你应该明白各种现象问题的实质。或许，你依然卷入各种尘世俗务，但你应该无染无执。或许，你与某些"教条""规范""常识""前设"有别甚至抵触，但你不应该被它们束缚或异化。你是自由的，你也是负责的。你心中充满了爱，因为你看清了世界的因果法则。你不是把世界纳入一个新的形而上体系，不是要把世界压进某个历史模式，也不是让自己陷入未经理性检验的系统中，更不是把自己塞进一个出于无知（或有限知）所带来的魔法人物的空间里。你只是明白了，证悟了，活出了。

自我知识不会从天而降。我们过去或现在的二元性感受、经历、思维、实践等等都是我们觉悟知识的资粮。只要我们转变，知识就照亮二元性的一切，就进入一个新的世界。世界同一个，但却因为知识的照亮而有根本的不同。我们的各种方法——瑜伽的体位、调息、身印、念诵、戒律、哲学分辨、静坐、冥想、经典阅读、交流、聆听、思辨、虔信等等，都是为了"照亮"二元性世界而做的预备。

《奥义书》说：不知自我而离开世界者是可怜的。《大林间奥义书》中有一位女子，她向圣人雅伽瓦卡亚问了两个关键的问题：第一，天上者、地下者和天地之间者，以及过去者、现在者和未来者，它们都交织在什么中？圣人回答说：交织在空间中。她又问道：第二，那么空间交织在什么之中？圣人答道：这个东西叫不灭者。它不灭、不粗、不细、不短、不长、不红、不湿、无踪影、无暗、无风、无空间、无接触、无味道、无香、无眼、无耳、无语、无思想、无光无热、无气息、无嘴、无量、无内无外、不吃也不被吃，但一切都听从它的，日月、昼夜、四季变化都遵循这个不灭者的"命令"。这不灭者是不可观看的观看者、不可思考的思考者、不可认知的认知者。这不灭者也是看的看者、思考的思考者、认知的认知者。空间就交织于这个不灭者之中。——这不灭者就是梵，就是自我，就是你我。

　　这就是自我知识。愿这知识照亮你我。

观法得道

我们可以通过"观"来觉知自己和生活：观身体，观身体的各个器官或部位，观走路，观呼吸，观心跳，观吃，观睡，观谈话，观念诵，观学习，观爱，观真理，观情绪，观情绪的发生，观日落，观明月，观种种自然对象，观人事，观历史……总体上，观身珍贵，观心是爱，观法得道。

身是梵的存在维度的象征。我们拥有这个身体，非常宝贵；我们分享了这个存在，所以爱护这个身体非常重要。这个身体的爱护，即我们这个粗身、精身和因果身的维护、爱护，包含了瑜伽的诸多内容，相应地也就发展出多种形式的瑜伽。身体宝贵，当学会爱护，学会善加利用，让它服务于更高目标。

心是梵的喜乐维度之象征。心充满了爱，是喜乐（ananda）之展示。我们看到世上存在的非爱，那是喜乐的不足或被遮蔽。作为一个瑜伽人，我们努力让这个喜乐展示，而不是遮蔽。过一种爱的生活。爱的生活就是真实的生活，喜乐的生活。这个爱可以有不同层面的展示，从最简单的爱的生活到最接近喜乐源头的爱的生活。

灵是梵的意识维度（或智性维度，或真理维度）的展示。梵的力量（maya）展示为三德，三德构成世界的运行法则。这个法则就是道。《老子》云，"天网恢恢疏而不失"，就是说一切都是三德中的。如果是明白人，我们通过探索三德之法则，就可把握世界运行的基本模式。法是摩耶，明白此法就是得道。

终极之药

明白自我和宇宙真相的终极之药是"我是"（I-AM）这一味药，除了这一味药，诸如体位、调息、冥想、唱诵、研读等等，都是辅助之药。

"我是"（I-AM），在西方的《圣经》里，就是上帝本身。上帝说，我是我是者（一般翻译成"我是自有永有的"）。在吠檀多中，"我是"是终极的存在状态，是没有分化的非二元的状态，是存在本身（sat）。

"我是"是绝对意识，是梵。借用耶稣说过的一个比喻，一旦我们处于"我是"这一意识中，就如"喝了美酒而沉醉"。若获得这样的知识，就会不死或无生死，因为这终极之药将引领我们到达终极之家。

吠檀多思想家拉马那（Ramana）把"我是谁"视为第一重要的问题。这是因为，正因为我们不明白我是谁或者不能正确地明白我是谁，才致使我们一直处于轮回之中，无法拥有真正的自由。在轮回之道上，我们不断吃药，一直做个病人。但是，我们真的是"病人"吗？

我们不是这身体，身体不是我们；我们不是这心意，心意不是我们；我们不是理智，理智也不是我们；

我们不是财产名声地位等等，这些都不是我们，这些都是我们的束缚。而当你觉得"我是受束缚的"，你就应该寻求这一味终极之药。如果没有什么引起你的忧郁，那么你便无须寻找良方。然而，世上的人啊，都为自己的痛苦或贫困大声哭喊，但却没有多少人真的想要从这痛苦和贫困中解脱出来！

王子罗摩说，财富不会和快乐共存，寿命不会兜住信仰，苦难围着私我打转，欲望就如发狂的马匹没有方向，身体是各种疾病寄生的温床，时间把玩着太阳和月亮，生死循环就如一位舞娘，众生的灵魂织就了她漂亮的衣裳。这世上充满了痛苦和死亡。如何才能让生死成为喜乐之泉而又不会迷惑人心？显然有一个秘密能使人不受尘世悲伤和折磨的影响，这秘密是什么？

圣人瓦希斯塔告诉罗摩，懒人比驴子还要坏。而精神探究的眼睛从不会丢失它的视野。仅仅觉知到轮回中卷入的灵魂（吉瓦）没有任何作用，明白至上，明白自我，才能终结悲伤。无知、悲伤、轮回、束缚、黑暗、惰性等是同义词。唯有服下"我是"这药，我们才能终结悲伤。

我们处于生死轮回之路上，一切都是痛苦之来源。我们走向认识自我的道路上，一切都可被扬弃。服下了"我是"之药，我们就走向世界的对立面，但我们不和世界对立。明白了"我是"，我们就回到本然的状态。一切都将不再是障碍，一切都是存在、意识和喜乐。服

下了"我是"之药，你就明白你的身体是快乐之源，你
的身体是智慧的车轮，因为它载着你在这世上自由、快
乐地游荡。

你，正在醒来，还是依然沉睡？

轮回，梵文为 samsara，意思是生死的轮转。

轮回这一概念来自古老的印度传统。轮回的原因是无明。主流的吠檀多哲学告诉我们，真我（阿特曼，灵魂，自我）是永恒的、自由的，但因为无始的难以解释的原因，这真我卷入了无明（即无知，avidya）之中。尽管我们无法得知这"卷入"的起源，或者这卷入本来就是无始的，但是，我们却可以终结这无明。

正是无明，导致了二元性（dvaita），导致了自我与世界、主体与客体的二元对立。因为二元的分别，又导致了欲望（kama）——某物对他物的欲望。有了欲望，就有了对得失的心意和来自得失结果的喜怒哀乐。为了满足欲望，私我不断卷入重复性再生性生存。在传统上，这种再生就是轮回。

在我们当下这个时代，人们不容易接受超越此生的轮回之说。但无论接受还是不接受轮回之说，基于此生的生存仍然需要面对存在性的追问。

轮回的基础是欲望，欲望发生在心意里，心意的波动包含着欲望的变化。有了欲望，就会出现欲念，有了欲念，就会有因欲念而来的行动，随着行动而来的则是行动的结果。结果多种多样，大致包含：成功的、失败的、混合的三大类。不管哪种结果，都会发生作用。任何结果都会留下印迹。不同的印迹会在各自的条件下发生作用，并对之后起来的欲望和欲念带来影响。欲望的结果和欲望的主体会相互作用，彼此影响和强化。于是，我们再也难以回到没有欲念的时刻，就这样我们持续地在欲望、行动和结果之间流转，没有终结。

我们就在这样的流转中活着。对此，有人终会觉醒，有人则仍然沉睡。这是我们所有人正面对的现实。

你，正在醒来，还是依然沉睡？

你的信念缔造了你的一切

健康的信念是最大的护肤品和养生剂。

——题记

据说 5000 年前的瑜伽和阿育吠陀都相信，我们的心意创造了我们的身体！如今，有人从科学上探讨说，人的信念改变着我们的 DNA 和细胞。人们可能越来越有理由相信，我们的疾病是我们的心意造就的。我们身体的不同部分都在不断地替换更新，但我们也有一些东西在我们一生中保持着或持续时间相对较久，那是因为我们的根信念（root-belief）、基本信念没有改变。但如果我们彻底地改变了我们的信念，我们的生命就必然发生质变。觉悟者、解脱者，就是那些彻底改变了信念并落实下去的人。

科学研究告诉我们，我们身体的各个不同部分都是不断更新的。一个人从出生到死亡其实一直处于生生死死的过程中。根本不存在单纯的生和单纯的死。但对于我们的日常观察而言，人是有生死之终结的。在生死之间，这个身体起伏不断。疾病则是这个身体在生死之间的某种不平衡状态。如果有意识地改变了我们的信念，我们的身体必定会跟着改变。疾病往往来自我们不恰当的信念。我们的身体会不断更替，但只要信念不改变，呈现出来的就会与先前一样或相近。改变信念就是一种有效治疗。

这样的思想具有重要意义。那就是，通过改变我们的信念，我们就可以改变我们的生活本身，改变我们的身体本身，提升我们的生命质量。如果你持有很健康的人生信念，你的生活就会很健康；如果你持有消极的信念，你的人生就消极。你的信念里潜在地含有疾病基因，那么你的身体就会带来疾病。所以，我们需要反思和调整我们的信念。

信念本身值得深入研究，让不同的、好的信念服务于我们。在某种意义上，治病最根本的是要从我们的信念调整开始。在信念里消除我们疾病之基因，我们的疾病就容易消除。智慧瑜伽就是要从根本上更新我们的信念，让我们服从于自然的节律，喜乐地度过我们的人生。

类似地，一个人如果持有健康的恋爱信念，他或她的生活就是美妙的；一个人如果持有一种不健康的恋爱信念，他或她的生活就是糟糕痛苦的。一个持有健康的恋爱信念的人，可以保持心理年轻，也可以延缓生理的衰老。健康的信念是最大的护肤品和养生剂。

在瑜伽方面，如果我们持有正确的瑜伽信念，我们的瑜伽之路就会很畅通；如果我们没有正确的瑜伽信念，我们的瑜伽之路就会偏离，就难以达到瑜伽的目标。学习瑜伽，体位、调息、身印、冥想、唱诵等等都重要，但首先要关注的是瑜伽哲学或瑜伽信念。不同的瑜伽信念必定带来不同的瑜伽实践，也必定会结出不同的果子。如果我们在瑜伽信念上存在错误或偏差，我们就很难从中收获有益的果实。有很多瑜伽人在瑜伽习练中未能获益反而受到伤害，其根源，有时还真的不是方式方法不当的问题，而是其瑜伽信念不当的问题。正是因为错误的或有偏差的瑜伽信念，才带来了瑜伽的伤害。

其实，在生活的各个方面也都是这样的。我们必须明白，我们的信念在很大程度上支配着我们的生活。明白了这个道理，我们就可以有意识地提醒自己，让我们对生活有一种新的态度，持有一种更健康、更准确、更积极、更具正能量也更加喜乐的信念，我们的生活就会更健康、更积极、更具正能量也更加喜乐。

后 记

这本小书来自我过去三年的笔记和一些独立思考后写成的小文章。

这些文章有的比较深奥，有的比较浅显。但不管哪篇文章都值得关注和默想。这些文章倾注了我的心血，也体现了我目前所能达到的智性和灵性高度。

我深信并经验到，生命的根本性转变可以在今生发生，可以在较短时间内发生。这样的思想，在100多年前的吠檀多思想家和瑜伽大士辨喜那里也表达过。我希望这本小书可以成为您灵魂的伙伴。我也坚信，您会爱上它，因为——

它是那样的纯洁，那样的无私，那样的通透，又是那样的包容。它是那样的美丽和安静。在它身上，你会感到它的感性之爱、理性之爱和灵性之爱。穿越时间和空间的阻隔，也穿越心意的层层障碍，它来到您的面前，向您全然敞开，希望带给您美妙和喜悦，希望和您一起开放心智、提升觉知。

在一个偶然的机会里，我提起希望出一本《瑜伽之海》。瑜伽教练季婷婷说，她乐意收集我在不同时期的小文章。于是，我把我60多万字的笔记和小文章转给她。她非常认真，逐篇阅读，费心挑选了 10 万字左右的文章出来。在此感谢她的努力和用心。另外，感谢她奉献她的摄影天赋，给了我一些她所拍摄并处理的图片用作本书的插图。季婷婷挑选了我的文稿之后，我感到还不够丰富，为此又持续撰写了一些文章以作补充。灵海女士对我的所有文字进行了整理。在此，感谢灵海的辛劳和智慧。

王保萍（香海）跟我学习瑜伽哲学和经典已经好几年，她感到了瑜伽对她的重要意义，并关心和支持我们的瑜伽文库以及杭州瑜伽文化之发展，在此表示感谢。特别要感谢蕙觉一直来对我们瑜伽文化工作的支持和提供的诸多建议。还要特别感谢菊三宝、吴均芳、张爽、坤琪、闻中、岚吉、朱彩红在我撰写文章中提出建议并给予帮助。感谢陈艳丽、徐静、乌小鱼，她们在微信公众号上以艺术的方式传播我瑜伽作品中的一些内容。感谢王东旭和他创建的瑜伽经典群中的广大瑜伽朋友们，他们始终支持我，和他们的互动让我的工作更加主动和积极，他们的诸多建议使得这一工作更加美好。

我要特别感谢我的妻子林曦。正因为她对我转向瑜伽、吠檀多的支持，我才得以从容研究印度灵性文化；正因为她在生活中给予我无条件的自由，我才得以写出这些文字。

《瑜伽之海》这一书名受到后现代思想家唐·库比特（Don Cupitt）的启迪，他有一本书，名字就叫作《信仰之海》。我之所以使用《瑜伽之海》这个书名，也与 2015 年 1

月在北京召开的中国"瑜伽之爱"年度盛典直接有关，在这次大会上，我提出了中国瑜伽发展的未来景象将是"瑜伽之海"，这可以理解为大瑜伽观念的落地意象。在此，感谢大会的负责人科雯以及900多位参会者。

我转向瑜伽和吠檀多，因缘很多。曾经与一位朋友说起，我从"为学"转向"为道"，瑜伽和吠檀多给了我很好的载体。我之所以接受瑜伽和吠檀多，则是我的业力所致。愿我的工作可以服务我自己，也愿我的这一工作在某种程度上启迪那些有缘接触它的人们。

在追求生命自由和觉醒的道路上，有时老师只为学生而活着，这是因为在老师的精神空间里，世界是一体的，而学生是那一体的具象化。

感谢优胜美地瑜伽院郝宇晖女士。当她得知我需要若干瑜伽体位的照片时，她慷慨地为我帮忙解决。感谢瑞诗凯诗瑜伽教练联盟副主席、优胜美地教学研发总监阿诗士·毕斯特（Ashish Bist）为本书涉及的多种经典哈达体位提供了示范图片。

最后，一如既往地感谢我的合作伙伴汪瀰先生。他的责任和严谨深深感动了我。正因为他，这书可以以如此完美的方式呈现给大家。

唵！

王志成
2015年8月22日初稿
2015年11月24日定稿